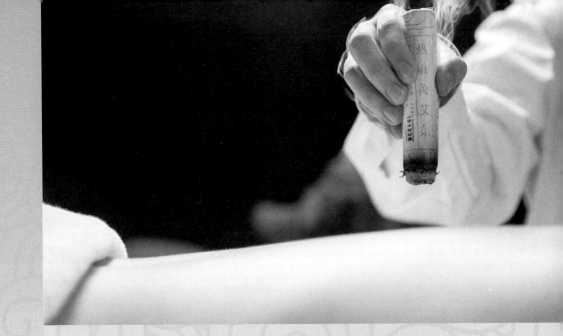

热敏常灸出奇效
——慢病康复新选择

陈日新　黄仙保　谢丁一　栾贵城 | 著

U0212254

人民卫生出版社

·北京·

图书在版编目（CIP）数据

热敏常灸出奇效：慢病康复新选择 / 陈日新等著
. —北京：人民卫生出版社，2020.11（2024.5 重印）
ISBN 978-7-117-30852-6

I.①热… Ⅱ.①陈… Ⅲ.①灸法 Ⅳ.①R245

中国版本图书馆 CIP 数据核字（2020）第 214923 号

人卫智网	**www.ipmph.com**	医学教育、学术、考试、健康，
		购书智慧智能综合服务平台
人卫官网	**www.pmph.com**	人卫官方资讯发布平台

热敏常灸出奇效——慢病康复新选择
Remin Changjiu Chu Qixiao ——Manbing Kangfu Xin Xuanze

著　　者：陈日新　黄仙保　谢丁一　栾贵城
出版发行：人民卫生出版社（中继线 010-59780011）
地　　址：北京市朝阳区潘家园南里 19 号
邮　　编：100021
E - mail：pmph @ pmph.com
购书热线：010-59787592　010-59787584　010-65264830
印　　刷：三河市尚艺印装有限公司
经　　销：新华书店
开　　本：710×1000　1/16　印张：13　插页：4
字　　数：199 千字
版　　次：2020 年 11 月第 1 版
印　　次：2024 年 5 月第 5 次印刷
标准书号：ISBN 978-7-117-30852-6
定　　价：49.00 元

打击盗版举报电话：**010-59787491**　E-mail：**WQ @ pmph.com**
质量问题联系电话：**010-59787234**　E-mail：**zhiliang @ pmph.com**

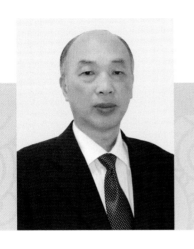

陈日新 | 简介

陈日新，江西中医药大学首席教授、主任中医师、博士研究生导师，全国中医药高校教学名师，全国优秀教师，全国卫生系统先进工作者，全国优秀科技工作者，江西省突出贡献人才。现任江西中医药大学针灸推拿学院院长、附属医院副院长，江西热敏灸医院院长，国家中医药管理局热敏灸重点研究室主任，中国针灸学会常务理事，江西省针灸学会会长，世界中医药学会联合会热敏灸专业委员会会长，享受国务院特殊津贴。热敏灸技术发明人，全球首家热敏灸小镇发起者与建设者，2020 年荣获第二届全国创新争先奖。

长期从事腧穴敏化与灸疗规律的研究，近年来发表论文 200 余篇，SCI 论文 28 篇。出版热敏灸专著 11 部，其中英文版 2 部、日文版 3 部。承担了国家重点基础研究发展计划"973"计划、国家自然科学基金、江西省重大创新项目等科研课题 20 余项，发现了灸疗过程中的灸疗热敏现象及其规律，突破了长期以来对腧穴的传统认识，揭示了腧穴敏化态新内涵，创立了热敏灸新技术，大幅度提高了临床灸疗疗效，开创了一条治疗疾病的内源性热敏调控新途径。热敏灸技术已在国内外广泛应用，获国家科技进步二等奖 1 项，江西省科技进步一等奖 2 项及二等奖 2 项，世界中医药学会联合会中医药国际贡献二等奖 1 项。

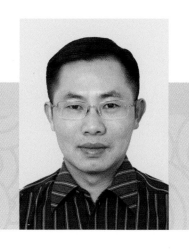

黄仙保 | 简介

　　黄仙保,医学博士,副主任中医师,硕士研究生导师,江西中医药大学附属医院针灸肿瘤康复科主任。江西省中医药中青年骨干人才培养对象,江西省热敏灸技术专家组成员,世界中医药学会联合会热敏灸专业委员会理事,江西热敏灸小镇建设者。师从热敏灸创始人陈日新教授,主要研究方向为腧穴敏化临床规律及其生物学机制研究。获江西省科技进步二等奖1项、中医药国际贡献奖(科技进步奖)二等奖1项、第五届中国"互联网+"大学生创新创业大赛金奖1项。主持、参加国家级、省部级课题10余项,发表学术论文26篇,主编著作1部,参编著作2部,参与制定了《热敏灸技术标准》。2020年2月在全国率先进入隔离病房应用热敏灸治疗新冠肺炎患者,取得了显著的临床疗效,为发挥中医灸法优势防控新冠疫情作出了重要贡献,荣获"优秀抗疫医师""抗击疫情荣誉个人"等称号。

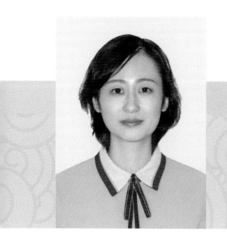

谢丁一 | 简介

　　谢丁一,博士、讲师、主治中医师。江西中医药大学附属医院热敏灸项目管理办公室主任,世界中医药学会联合会热敏灸专业委员会副会长兼秘书长,热敏灸小镇建设规范制定者。主要研究方向为腧穴热敏化与灸疗规律研究,获得国家科技进步二等奖 1 项,中医药国际贡献奖二等奖 1 项,省级科技进步奖一等奖 1 项、二等奖 1 项,江西省高等学校科技成果奖一等奖 1 项。主持、参加了国家“973”计划、国家自然科学基金、江西省科技厅等 10 项科研课题的研究。主编论著 2 部,发表学术论文 38 篇,其中 SCI 6 篇。参与制定、发布了世界中医药学会联合会《热敏灸技术操作规范》国际组织标准。

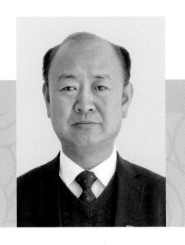

栾贵城 | 简介

　　栾贵城,现任潍坊市峡山区太保庄街道党委书记。江西省中医大学生创业导师,世界中医药学会联合会热敏灸专业委员会常务理事。全球首家热敏灸小镇建设者,全民艾灸发起人。其全民艾灸经验做法得到国家中医药管理局、山东省卫健委、潍坊市政府高度认可,并被写入潍坊市政府工作报告全市推广,中央电视台、中国中医药报等60多家媒体进行了报道。

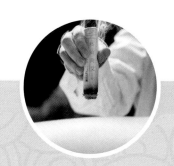

前 | 言

常灸一词首见于宋代窦材所著《扁鹊心书》。书中多处可见常灸出奇效的记载:"人于无病时,常灸关元、气海、命门、中脘……虽未得长生,亦可保百余年寿矣。"意思是说,人未生病之时,常灸中脘穴、关元穴、命门穴等,可以补充人体逐渐耗损的阳气,从而发挥强身健体、防病保健、益寿延年的作用。《扁鹊心书》中还详细记载了常灸关元穴强身健体、益寿延年的具体案例:"绍兴间刘武军中步卒王超者,本太原人,后入重湖为盗,曾遇异人,授以黄白住世之法,年至九十,精彩腴润……后被擒,临刑,监官问曰:汝有异术,信乎? 曰:无也,唯火力耳。每夏秋之交,即灼关元千炷,久久不畏寒暑,累日不饥。至今脐下一块,如火之暖。岂不闻土成砖,木成炭,千年不朽,皆火之力也。死后,刑官令剖其腹之暖处,得一块非肉非骨,凝然如石,即艾火之效耳。"说的是南宋绍兴年间,有一个叫王超的军人,退役后遁入江湖做了江洋大盗。他年过九十还精神饱满,肌肤丰润。后来被抓,判了死刑。临刑前,监官问他:"你这么高的年龄,还有这么好的身体,有什么养生秘术吗?"王超回答说:"秘术我没有,只是年轻时师父教我,在每年的夏秋之交,在小腹部的关元穴,施灸千炷。久而久之,冬天不怕冷,夏天不怕热,几日不吃饭也不觉得饿,脐下总是像一团火那样温暖。"这些神奇的传说一直令人神往,也无从验证。

　　近年来我们在临床上也观察到:许多沉疴痼疾、慢病顽疾患者坚持数月或数年的热敏灸治疗,屡起艾灸之奇效。一是慢病症状明显改善,甚至临床痊愈;二是同时伴有精气神显著提升,生活质量明显提高。如背寒如掌大的患者经过数月的艾灸后,症状消除,且精力充沛,背部耐风寒;体虚手脚冰冷、频繁感冒的患者,经过数月的艾灸后,手脚渐渐变暖,且耐风寒,少有感冒;慢性腹泻患者经过数月的艾灸后,大便成形通畅,吃饭香、睡眠好、耐疲劳,面色红润;多年不愈的慢性支气管炎咳嗽患者经数月的艾灸后,咳嗽症状消除,且体力增强,声音洪亮,不易感冒;反复发作的慢性腰腿痛患者艾灸后,腰腿痛症状消失,且腰板有力,腿脚有劲,走路轻快。许多公认棘手的慢病顽疾,如支气管哮喘、慢性前列腺炎、原发性高血压、2型糖尿病等,坚持数月或数年的热敏灸治疗后不仅能显著改善临床症状,还能明显提升患者精气神,显示了强身健体的功效。以上临床案例有一个共同特点:都是在热敏灸理论指导下,坚持数月或数年的长期艾灸,获得显著疗效,我们将这种热敏灸方案称为热敏常灸,简称常灸。常灸不是违背热敏穴位开放规律的盲目、长期施灸。

　　我们进一步观察了100余例慢病患者,发现慢病病机多属虚、寒、湿、瘀证候,其穴位敏化多为迟消型,而常灸的作用特点就是"久温",因此,常灸非常适合于这类慢病病机与穴位敏化类型,临床实践也表明常灸对上述病证取得了不同程度的显著疗效,并未发现副作用,这是一个普遍现象。为了验证常灸促进慢病康复的效果,2017年12月13日江西中医药大学与太保庄街道共同建设的全球首家"热敏灸小镇"正式落户山东省峡山区太保庄街道。我们将热敏灸技术集中在热敏灸小镇落地千家万户,覆盖80个行政村、21 000户、62 000人。以热敏灸技术推广为抓手,热敏灸团队成员常驻街道,采用村村巡讲、入户指导等不同方式,对当地村民进行热敏灸知识普及,让老百姓爱灸、信灸、用灸、自艾自灸、互艾互灸,坚定常灸出奇效的信心。通过3年的热敏灸小镇建设,常灸理念、方法、效果深入人心。因其有安全有效、操作简便、无毒副作用、成本低廉等优点,被普通大众广泛接受。1 000余名常灸者的健康数据表明,常灸促进慢病康复的有效率达98%。

　　上述实践表明:①按照热敏灸规律进行常灸,未见产生耐受、适应、疲劳现象,还能产生明显的累积效应,促进慢病康复;②常灸的累积效应与伴随的强身健体作用,揭示了常灸由量变到质变的量效新规律,是以往短程施灸未曾开发的灸疗新天地;③常灸出奇效的临床事实提示,通过常灸充分调动机体自身的抗病潜能,将是促进慢病康复的一条医学新途径。因此,我们认为挖掘古人常灸理念,总结临床常灸经验,验证与评价常灸疗效,推广应用常灸方法,这对于探索有中国特色、中医特色的国民健康新模式具有重要意义。

本书是一本针对慢病康复的基于临床、源于文献、反复验证、继承创新的热敏灸专著,本书具有以下特点:①展示了大量慢病常灸出奇效的临床案例;②阐述了常灸出奇效的方法;③揭示了常灸具有效应累积性的新规律;④肯定了常灸调理慢病是有效的、安全的、无副作用的;⑤提出了慢病需常灸的新认识;⑥发现了短程热敏灸未曾开发的新天地,为慢病(如高血压、糖尿病、强直性脊柱炎等)康复及强身健体开创了一条艾灸新途径。

这本书的内容源于作者长期的临床观察、规律总结与资料积累,部分资料也来源于在太保庄热敏灸小镇的推广应用。本书分为上、中、下三篇:上篇系统介绍了常灸理论和操作方法、注意事项;中篇重点介绍了近30种沉疴痼疾、慢病顽疾较为成熟的常灸治疗方案,并附有典型案例,供读者学习参考;下篇简要介绍热敏灸小镇建设及取得的成绩。

"常灸模式"是灸疗的一个新领域,还有很多等待我们去挖掘的宝藏。限于笔者的水平和有限的临床实践,书中可能存在不少疏漏之处,恳请同道指正。

著　者

2020 年 8 月

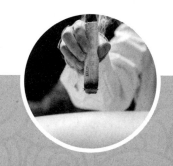

目 录

中篇 ∣ 61

下篇 | 191

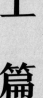

上篇

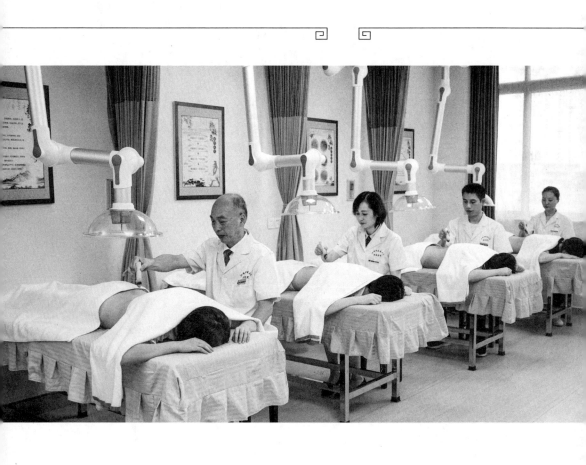

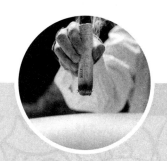

第一章　灸法的创新与发展

灸疗学是针灸学的重要组成部分,是中国独特的卫生资源。《黄帝内经》曰:"针所不为,灸之所宜。"《医学入门》云:"凡病,药之不及,针之不到,必须灸之。"《扁鹊心书》强调"保命之法,灼艾第一"。这些记载都表明灸疗无论在医疗还是预防保健方面都具有重要医学地位和其他疗法的不可替代性。长期以来灸疗技术缺少创新,灸疗理论发展缓慢,灸疗疗效没有与时俱进提高,以致临床出现"但见针治病,不闻艾绒香"的灸疗萎缩状况。如何充分发挥这一独特卫生资源的优势为人类健康服务,成为中医学前沿重大课题。近30年来,笔者团队对灸疗热敏现象进行了系统研究,发现了灸疗临床新规律,建立了基于灸位与灸量新标准的热敏灸理论与技术新体系,丰富发展了灸疗学理论与技术,显著提高了临床灸疗疗效,改变了灸疗临床萎缩的现状。

一、灸疗热敏现象的发现

热敏灸的研究源于临床灸疗热敏现象的发现。30年前,笔者团队在灸疗临床中发现,对同一种病证、同一组穴位,艾灸疗效存在差异。进一步观察发现,大多数疗效较好患者的灸感反应与疗效不好患者不同。疗效好的患者灸感非常特殊,这种特殊灸感与常见的局部热感、皮肤表面热感完全不同,大致有6类[1-2]:

（1）透热：灸热从经穴皮肤表面直接向深部组织穿透，甚至直达胸腹腔脏器。

（2）扩热：灸热以施灸点为中心向周围扩散。

（3）传热：灸热从施灸点开始沿某一方向传导。

（4）局部不（微）热远部热：施灸部位不（或微）热，而远离施灸部位处甚热。

（5）表面不（微）热深部热：施灸部位的皮肤不（或微）热，而皮肤下深部组织甚至胸腹腔脏器甚热。

（6）非热觉：施灸（悬灸）部位或远离施灸部位产生酸、胀、压、重、痛、麻、冷等非热感觉。

以上现象的发生有一个共同的特征，就是被施灸部位对艾热非常敏感，产生一个"小刺激大反应"（其他旁开部位对艾热仅产生局部和表面的热感），这种现象为灸疗热敏化现象。这里的"敏"，含义有二：一是施灸部位"敏"，表现为热感的空间增大或性质转变；二是靶器官的"敏"，表现为产生明显的双向调整作用，疗效显著。如悬灸风门穴，热胀感向肩部传导，多年肩痛立即缓解；悬灸阳陵泉穴，热胀感向腰部传导，多年腰部困重紧痛感立即缓解；施灸三阴交，热流向下腹部传导，几次治疗后盆腔积液明显改善；悬灸右天枢穴，热流直透腹腔，几次治疗后，多年紊乱的肠功能明显改善[3]。灸疗热敏现象在古代文献虽偶有记载，但其出现对提高灸疗疗效的关键作用长期未被重视。这一发现为灸疗研究找到了突破口，于是笔者研究团队自20世纪90年代开始系统研究患者在悬灸过程中产生的"透热、扩热、传热"等"热至病所"的灸疗热敏现象。

二、灸疗热敏规律的探索

进一步对上述灸疗热敏现象进行深入研究，认识到灸疗热敏现象的产生有以下规律。

1. 灸疗热敏现象具有普遍性，且与疾病状态高度相关　人在健康状态下，灸疗热敏现象出现率约为10%，而在疾病状态下灸疗热敏现象出现率上升为70%左右，明显高于健康状态；疾病好转后灸疗热敏出现率下降至15%

左右[4-6]。

2. 艾灸热敏位点激发经气感传、气至病所具有高效性　艾灸热敏位点激发经气感传、气至病所的出现率达 94.0%，而悬灸非热敏位点的经气感传出现率仅约 23.5%，有非常显著性统计学差异[4-6]。

3. 不同病症穴位热敏高发区有其不同的分布[1]　如肠易激综合征患者热敏化穴位在神阙、大肠俞穴区出现率较高；原发性痛经患者热敏化穴位在三阴交、关元等穴区出现率较高；慢性盆腔炎患者热敏化穴位在大肠俞、次髎等穴区出现率较高。

4. 热敏位点与经穴位置并不完全重合，表现为以经穴为中心的概率分布　热敏部位随病情变化而动态变化，动态的热敏位点与部位固定的经穴重合率仅为 48.76%，与压痛点的重合率为 34.75%[3-4]。

这些新的现象为研究带来了困惑：热敏位点是穴位吗？为何又不在经穴位置上？不是穴位吗？怎么比经穴效果好？难道是理论出了问题？热敏位点是否是穴位？于是带着"穴位是什么"这个针灸学关键科学问题，对穴位的原始定义进行了溯源。

三、穴位原始定义溯源

为了求解热敏灸的奇特疗效与穴位之间的关系，笔者团队对《黄帝内经》进行了深入研究。

穴位是什么？《灵枢·九针十二原》有述，"所言节者，神气之所游行出入也，非皮肉筋骨也"，这说明穴位是神气游行出入的动态的功能变化部位，而不是指一般的皮肉筋骨等有其特定的形态结构及固定不变的位置。

穴位有何临床特征？《灵枢·背腧》论述："欲得而验之，按其处，应在中而痛解，乃其腧也。"说明穴位具有"按其处，应（一种特殊感应）"的敏感特征及动态特征。

《灵枢·五邪》再次通过例举临床病例论述穴位的上述特征："咳动肩背，取之膺中外腧，背三节五节之傍，以手疾按之，快然，乃刺之。"说明穴位具有"按之快然"的"一种特殊感应"的敏感特征与必须每次经过"以手疾按之"的探查才能找准穴位的动态特征。同时指出上述穴位的特征与机体的疾病过程密切相关。通过对《黄帝内经》的研究,研究团队认识了穴位的原始内涵,即穴位是与疾病状态相关的、敏化状态的、动态的体表功能位点,而不是一个固定的、静止的形态学位点。

笔者团队在临床实践中的发现竟然与《黄帝内经》对穴位的论述完全一致,充分说明中医经典对现代临床的重要指导作用。结论毋庸置疑:产生灸疗热敏现象部位尽管与经穴、奇穴、阿是穴标准位置不完全重合,但它符合《黄帝内经·灵枢》关于穴位的原始定义,因此该部位就是穴位,是正宗的穴位。此后,灸疗热敏现象又称穴位热敏现象或热敏灸感,能产生这种热敏现象的部位被称为热敏穴位。

四、提出穴位敏化论

在经典的理论依据支撑下,研究团队基于穴位热敏现象的临床发现,大胆提出了穴位敏化论新观点,并在《腧穴热敏化艾灸新疗法》专著中首次正式提出[1]:人体穴位存在敏化态与静息态两种功能态,当人体发生疾病时能使体表穴位发生敏化,敏化的类型多种多样,而穴位热敏化是穴位敏化的一种新类型,处在敏化态的穴位对外界相关刺激呈现穴位特异性的"小刺激大反应"。2011 年,根据新的研究进展,发表《岐伯归来——论"穴位敏化状态说"》,再次全面论述穴位敏化论学术观点[2]:①穴位的本质属性具有功能状态之别,即"静息"与"敏化"两种状态之别,而不仅仅是固定部位之别;②穴位是动态的、敏化态(对外界刺激产生特殊感应)的、与疾病状态相关的、具有治疗疾病作用的体表功能位点;③敏化的体表部位是穴位,消敏的穴位是体表部位;④由于长期以来人们对穴位概念的认识"静"重于"动","固定"重于"变异","部位之别"重于"状态之别",以致针灸疗效的潜力远没有得到发挥。2016 年,笔者团队根据新的研究成果从循证评价、基础研究到理论构建等方面,再次论述穴位敏化状态说[7]。

五、创立热敏灸新技术

提高灸疗疗效的技术关键是施灸穴位的准确定位与施灸时间的精准定量。

上述热敏穴位的发现与系统研究,使人们对穴位内涵有了一个突破性认识,即穴位不仅仅有部位之别,更有状态之别(敏化态与静息态之别),热敏态穴位对艾热刺激呈现小刺激大反应,是提高灸疗疗效的特异性穴位。由此建立了与现行临床上完全不同的灸位灸量新标准,创立了热敏灸新技术[4]。它包括探敏定位、消敏定量两项技术。

(一) 探敏定位技术

由于在不同疾病、不同阶段,穴位热敏的部位、强度、面积呈现动态过程,如果按照目前固定的经穴定位来选取热敏穴位,难以适应其动态变化与准确定位,从而不能发挥灸疗疗效的潜力。探敏定位技术在继承《黄帝内经》穴位探感定位技术的基础上,应用上述穴位热敏规律,解决了长期以来悬灸过程中穴位如何个体化准确定位的关键技术难题[8],创立了"探感定位,辨敏施灸"的热敏灸"探敏选穴施灸"新技术。"探敏定位"是以传统辨证选穴为基础的经穴部位作为热敏穴位的高发区域,采用艾热在该穴区探查,当悬灸至某一部位出现一种或一种以上的"透热、扩热、传热"等"热至病所"的热敏现象时,该部位就是热敏穴位的准确位置[9]。这是对《灵枢·背腧》"欲得而验之,按其处,应在中而痛解,乃其腧也"及《灵枢·五邪》"以手疾按之,快然,乃刺之"经典论述的继承与发展。

(二) 消敏定量技术

灸量与施灸强度、面积、时间相关,强度、面积在施灸过程中是相对不变的常量,而施灸时间是个体化的变量,如何把敏化的穴位灸满、灸透、灸足,则是使灸疗疗效的潜力充分发挥的又一个关键因素。对灸疗过程中灸时与灸感的相关性进行的大样本、多中心临床研究,揭示了灸时 – 灸感发生、发展呈现 3 个时相变化,即经气激发潜伏期、经气传导期、经气消退期。常规临床艾灸规定每穴治疗时间为 10~15 分钟,正处在经气激发的潜伏期,灸疗疗效尚未充分发挥;从艾灸开始至经气传导期结束,平均为 40~50 分钟,这主要是经气传导与气至病所期,是灸疗疗效的充分发挥期,达到这个施灸时间,艾灸疗效明显提高;此后是经气消退期,经气传导消退后继续施灸,疗效也无增加[4]。因此,可"以热敏灸感消失为度"作为充足灸疗时间的标准,突破了灸疗临床长期以来每穴 10~15 分钟固定灸时的固有观念,为临床充分发挥灸疗疗效提供了灸疗时间的量学标准,实现了灸疗时间标准化与个体化的有机统一。

六、循证评价疗效

热敏灸技术是否比现行理论指导的悬灸技术疗效更好? 研究团队对热敏灸技术治疗脊柱关节肌肉痛症、支气管哮喘等多种病症的临床疗效,进行了大样本、多中心、中央随机对照的临床试验循证评价,证实了热敏灸治疗膝关节骨性关节炎、腰椎间盘突出症、支气管哮喘(慢性持续期)等多种病症能够显著提高临床疗效。陈日新等[10]治疗膝关节骨性关节炎,设置热敏灸组(n=144)、经穴艾灸对照组(n=144)和玻璃酸钠药物对照组(n=144)。3 组治疗前症状积分分别为 11.2±3.3 分、11.3±3.2 分、12.1±2.9 分,治疗结束后积分分别为 2.8±1.8 分、4.9±2.8 分、5.6±2.1 分,治疗结束 6 个月后积分分别为 3.6±1.6 分、6.4±1.5 分、7.0±1.9 分。结果表明,热敏灸组在降低症状积分方面明显优于对照组。陈明人等[11-14]治疗腰椎间盘突出症,设置热敏灸组(n=152)、经穴艾灸对照组(n=152)和扶他林药物合常规针刺对照组(n=152)。3 组治疗前症状积分分别为 18.6±3.8 分、17.5±3.3 分、17.2±4.4 分,治疗结束后分别为 3.8±2.6 分、7.9±3.0 分、8.5±2.9 分,治疗结束 6 个月后积分分别为 3.7±2.2 分、8.9±3.1 分、10.1±2.9 分。结果表明,热敏灸组在降低腰椎间盘突出症的症状积分方面明显优于对照组。同样[15-16]采用大样本、多中心中央随机对照试验方法,比较热敏灸与西药(沙美特罗替卡松粉吸入剂)治疗支气管哮喘(慢性持续期)的疗效差异,结果显示热敏灸组在治疗结束与治疗结束 3 个月后 ACT(Asthma Control Test,哮喘控制测试)评分和肺功能比较有显著性差异,热敏灸组均优于西药组;在治疗 6 个月后的随访期,热敏灸组哮喘发作频率明显降低。梁超等[17]应用热敏灸治疗 36 例慢性持续期哮喘患者,结果显示热敏灸组在改善第 1s 用力呼气容积和最大呼气流量等肺功能指标方面均明显优于西药对照组。

笔者团队[18]的另一项采用多中心、中央随机对照的临床试验循证评价了

"以热敏灸感消失为度"的穴位个体化充足艾灸时间标准与传统艾灸每穴时间
15分钟标准施灸治疗膝关节骨性关节炎的疗效差异,结果表明,消敏定量施灸
能够显著提高热敏灸的疗效。另有研究对腰椎间盘突出症患者分别"以热敏灸
感消失为度"的穴位个体化充足艾灸时间标准和传统艾灸每穴15分钟的时间
标准治疗,结果亦表明,消敏定量施灸亦能够显著提高疗效[19]。

七、基 础 研 究

目前,临床探查热敏穴位主要通过灸感法来判定,尚不能客观显示与评判,
这是热敏灸基础研究的瓶颈。因此,应用现代科学技术,进一步研究灸疗热敏
现象产生时伴发的客观特征及其规律,从而建立其客观显示技术,对临床辨敏
选穴科学化、客观化、规范化及揭示灸疗热敏现象的生物学机制具有重大意义。

(一) 灸疗热敏感应的高红外辐射强度特征研究

田宁等[20-21]发现,支气管哮喘患者热敏穴位具有高红外辐射强度特点,并
形成以热敏化穴位为中心的一定范围高红外辐射强度区域。以上结果表明,穴
位热敏态在一定程度上可被红外成像客观显示,并非仅仅是患者的主观感觉。
通过临床研究[22-27]发现,腰椎间盘突出症、痛经、偏头痛、支气管哮喘、慢性前
列腺炎等疾病的热敏穴位亦能被红外成像客观显示,并形成了概率分布图谱。
在高发区内进行细定位,极大缩减了热敏灸探感定位时间,提高了灸疗效率。

(二) 灸疗热敏感应的高密度脑电特征研究

人类感觉是外界刺激投射到大脑意识领域而产生的。大脑神经细胞的基
本活动是电活动。廖斐斐等[28-30]通过高密度脑电系统记录慢性腰背痛患者静
息态、艾灸中及艾灸后脑电信号,结果显示,穴位热敏现象伴随显著头皮脑电活
动改变,主要体现在出现热敏现象时的 θ 和 β 频段功率谱密度增高,并主要分
布在前额叶和中央顶叶区域。此外,热敏现象伴随 θ 和 β 频段相位同步化也
显著增强,而未出现热敏现象的患者以上变化均不明显。结果表明,在艾灸热
敏穴位过程中,大脑神经网络中确有明显不同的电活动产生,并且这种电活动

有明显的调节紊乱功能的作用。

（三）灸疗热敏的温度觉定量测定研究

谢丁一等[31-33]采用温度觉定量测定技术,分别以腰椎间盘突出症、膝关节骨性关节炎、颈椎病等患者为研究对象,对受试者热敏态与非热敏态穴位的热觉阈、热痛阈、热耐痛阈、冷觉阈、冷痛阈等特征参数值进行测定和统计。发现在上述三种病症中,热敏态与非热敏态穴位的冷感觉阈值和冷痛阈值之间无统计学意义($P>0.05$);热觉阈值和热痛阈值之间具有统计学意义($P<0.05$);两组热耐痛阈值之间具有明显的统计学意义($P<0.01$)。结果表明:热敏态穴位与非热敏态穴位具有不同温度觉特征,热敏态穴位的热觉阈、热痛阈、热耐痛阈值均高于非热敏态穴位,这与临床上热敏态穴位具有喜热的特征是一致的。

（四）灸疗热敏的动物模型研究

陈日新等[34-37]采用线栓法复制大鼠脑缺血再灌注损伤模型,通过悬灸"大椎"穴,部分大鼠能诱发大鼠尾温升高,表现出与人体临床相似的灸疗热敏现象,表明穴位热敏动物模型复制成功,突破了灸疗热敏机制研究的瓶颈。动物实验结果显示,在悬灸"大椎"穴15分钟左右时大鼠尾温开始升高,40分钟后尾温开始降低。伴有大鼠尾温升高的持续悬灸能明显减少大鼠脑梗死面积,降低短暂性大脑中动脉梗死(tMCAO)大鼠神经缺损评分。与无尾温升高的tMCAO大鼠相比,伴有尾温升高的tMCAO大鼠环氧合酶-2(COX-2)及诱导型一氧化氮合成酶(iNOS)表达水平显著下降。伴有尾温升高的tMCAO大鼠caspase-3蛋白的表达受到抑制。尽管悬灸使大鼠尾温升高明显加强了悬灸的疗效,但悬灸40分钟和60分钟的疗效差异无统计学意义,表明尾温开始降低后继续施灸对提高悬灸疗效无明显作用。

八、构建热敏灸理论新体系

在热敏灸技术能够显著提高灸疗疗效及具有生物学客观特征的基础上,陈日新等对其新的临床规律进行凝练、升华,相继提出了"穴位敏化""灸之要,气至而有效""辨敏施灸"三个灸疗新概念,它们构成了完整的、全新的热敏灸疗理论体系的三个基石。"穴位敏化"新概念揭示了穴位不仅仅是部位之别,更重要的是状态之别,敏化态穴位是提高灸疗疗效的关键环节;"灸之要,气至而有效"新概念揭示了施灸时不仅重视灸疗的局部反应,更强调激发经气传导、气至病所;"辨敏施灸"新概念揭示了艾灸疗法不仅重视"辨证选穴",更强调"择敏施灸"。这些新概念丰富与发展了灸疗理论体系,能更有效地指导临床。

(一)"穴位敏化"新概念

我们研究发现[38],人体穴位存在敏化态与静息态两种功能态,而且产生热敏现象的施灸位点并非总是出现在针灸学教科书中所标定的穴位标准位置上,许多是"动态"的、"旁开"的,当时称为"热敏点"。对穴位的原始定义进行溯源,发现《黄帝内经》中描述的穴位原始内涵是指敏化态的、动态的、与疾病状态密切相关的体表功能位点,而不是一个静态的、形态学的固定位点。热敏位点恰恰符合穴位的原始定义。因此,热敏位点实质上就是热敏穴位[39-40],于是我们[1,41-42]在2006年首次正式提出穴位敏化新概念。2011年,我们[2,43]依据新的研究进展再次提出穴位敏化论:穴位的本质属性具有功能状态之别,而不仅仅是部位之别,即"静息"与"敏化"两种状态之别;敏化态穴位是疾病在体表的反应部位,也是治疗疾病的最佳针灸部位,即穴位是与疾病过程相关的体表特定的敏化部位,具有治疗疾病的较佳功能。2016年,我们[7]根据新的研究成果从循证评价、基础研究到理论构建等方面,再次论述穴位敏化状态说,这对灸疗学发展具有里程碑意义。

(二)"灸之要,气至而有效"新概念

针刺疗法的精髓正如《灵枢·九针十二原》论述,"刺之要,气至而有效",即激发经气,气至病所。古代医家已把激发感传、促进气至病所作为提高针灸疗效的一种积极手段。《三国志》在描述东汉名医华佗行针治病时说:"下针言,当引某许,若至语人,病者言,已到,应便拔针,病亦行差。"这就是对经气传导与针刺疗效关系的生动描述。《针灸大成》中所说的"有病道远者,必先使气直到病所"就是一个尽人皆知的著名论断,强调行针治病时务必使气直到病所。但

长期以来,灸疗学仅强调施灸过程中产生局部的热感和皮肤的红晕[44],并不强调治疗过程中产生传导活动。悬灸是否能够激发针刺一样的经气传导现象,是否必须激发经气传导现象才能提高疗效? 通过观察悬灸过程中的经气活动发现:在特定的部位施灸会产生透热、扩热和传热等非局部或非表面的热感,甚至酸、胀、压、重、痛、麻、冷等非热感,这种非局部或非表面的热感与针刺感传现象极为相似,被称为灸疗得气或热敏灸感,以区别局部的、皮肤表面的热感[5]。通过对 14 种病症(包括周围性面瘫、三叉神经痛、腰椎间盘突出症、膝关节骨性关节炎、肠易激综合征、痛经等),共 540 例患者艾灸热敏穴位研究发现,艾热敏穴位经气感传出现率达 94%,非热敏穴位经气感传出现率约为 23.5%,具有统计学显著性差异,表明悬灸热敏穴位能高效激发经气感传,是实现《黄帝内经》"气至而有效"的技术突破口[45]。

陈日新等[46]采用神庭、大椎双点温和灸治疗椎动脉型颈椎病,根据艾灸治疗时有无热敏灸感及出现热敏灸感的次数分为热敏灸感组和无热敏灸感组。结果显示:热敏灸感组在总分项、眩晕项、颈肩痛项评分明显优于无热敏灸感组($P<0.05$)。在艾灸治疗膝关节骨性关节炎的临床疗效研究中,依据患侧内膝眼、外膝眼二穴治疗过程中有无热感透至膝关节腔内作为标准,将患者分为灸疗得气(热敏灸感)组(热感透至膝关节腔内)和普通灸感组(热感未透至膝关节腔内,或仅热感在施灸局部与表面),结果显示,艾灸治疗过程中出现灸疗得气(热敏灸感)的疗效明显优于普通灸感的疗效(总有效率分别为 85.19%与 58.82%,$P<0.05$),症状总积分及关节消肿程度亦明显优于普通灸感组($P<0.05$)[47]。以上结果均提示灸疗得气的激发是提高疗效的关键。灸疗得气与针刺产生的"得气感"与"气至"等经气活动一样,是人体经气激发与运行的表现,是人体内源性调节功能被激活的标志,艾灸确能像针刺一样发动经脉感传,甚至气至病所,并且必须发动经气感传才能提高灸疗疗效。因此,2008年陈日新等[45]提出了"灸之要,气至而有效"新理念,完善和发展了"刺之要,气至而有效"的针灸理论,开辟了临床灸疗调控人体功能的一片新天地。

热敏灸感是经气激发与传导的标志,可以指导临床灸疗准确取穴与科学定量及提高灸疗疗效。为了进一步量化敏化程度,团队基于热敏灸临床规律,首先从古籍、文献和医患访谈中对灸感条目进行了系统筛查研究。在所得灸感初始条目 40 条的基础上,经层层筛选后剩余 9 条,建立了艾灸得气条目的量表初稿。采用探索性因子分析(主要成分)检测量表的结构效度,表明各因子内部一致性较好,信度可以接受,条目可靠。上述经临床采集与数学计算后得到的 3 个因子恰与《黄帝内经》"得气"概念的三特征殊途同归,一一对应:一是热觉感传对应躯体感应,二是全身舒适情感体验对应舒适心神感应,三是自主神经反应对应疗效反应。在上述研究的基础上,将艾灸得气条目进行量化,建立了符合临床与反映艾灸得气的量表,为评价热敏灸疗效提供客观依据[48-49]。

在"灸之要,气至而有效"新概念的基础上,通过对《黄帝内经》得气概念原始定义的溯源,结合现代临床研究,陈日新首次提出了艾灸得气新概念,即艾灸得气是指一组与疗效密切相关的、舒适的心-身感应,而不仅仅是施灸局部热、表面热。艾灸得气新概念对指导临床提高疗效有非常重要的意义。并已应用到治疗新冠肺炎中,取得了明显的临床效果[50-52]。

(三)"辨敏施灸"新概念

由于穴位有敏化态与静息态之别,敏化态穴位对外界刺激更敏感,产生"小刺激大反应",更容易激发经气感传、气至病所,因此选择敏化穴位能显著提高疗效。长期以来,灸疗临床多采用"辨证、选穴、施灸"的诊疗模式,忽视了穴位状态,缺少择敏的过程,直接影响灸疗疗效的充分发挥。因此,陈日新[1]提出"辨敏施灸",即"辨证、选穴、择敏、施灸"新概念。

"辨敏施灸"包括两个关键的施灸技术环节,即辨敏定位与定量。辨敏定位是根据辨别热敏灸感精准选取施灸穴位。探查中只要出现热敏灸感中一种或一种以上即可认为该部位为热敏穴位。在此基础上优选穴位,即在所有出现热敏灸感的穴位中选择最佳的治疗穴位。临床研究表明,不同热敏灸感携带着不同的艾灸信息,但有首选与候选、主选与次选之分,需要进一步分析、辨别。如以灸感强度划分,出现较强热敏灸感的热敏穴位为首选热敏穴位;如以灸感循行路径划分,出现热敏灸感经过或直达病变部位的热敏穴位为主选热敏穴位;如以灸感性质划分,出现非热感觉的热敏穴位为主选热敏穴位,而非热灸感中又以痛感优于酸胀感。陈日新等[53]将膝关节骨性关节炎患者根据热敏灸感的有无分为热敏灸感组和非热敏灸感组进行多中心前瞻性队列研究,结果显示热敏灸感组的疗效优于非热敏灸感组。在艾灸治疗腰椎间盘突出症的临床研究[54]中,也显示热敏灸感组的疗效优于非热敏灸感组,表明辨敏施灸疗效更佳。

辨敏定量是根据经气传导消退后继续施灸疗效也无增加的临床规律,"以热敏灸感消失为度"为标准来精准确定每穴的个体化充足施灸量(灸时),为临床充分发挥灸疗疗效提供了量化标准,突破了灸疗临床长期以来每穴 10~15 分钟固定灸时的固有观念,首次实现了灸疗时间标准化与个体化的有机统一[1]。陈日新等[18]采用"以热敏灸感消失为度"的穴位个体化充足艾灸时间标准治疗膝关节骨性关节炎患者,30 天与 180 天后随访的临床愈显率分别为 52.8%、59.7%,而按照传统的每穴灸疗 15 分钟标准治疗 30 天与 180 天后随访的临床愈显率分别为 29.2%、20.8%,疗效明显提高(P<0.01)。陈明人等[19]采用"以热敏灸感消失为度"的穴位个体化充足艾灸时间标准治疗腰椎间盘突出症患者,治疗 14 天后与随访 180 天后的临床愈显率分别为 72.9%、80.2%,而按照传统的每穴灸疗 15 分钟标准治疗 14 天后与随访 180 天后的临床愈显率分别为 37.5%、32.3%,前者疗效显著提高(P<0.01)。

"辨敏施灸"新概念的提出,有效解决了灸疗临床长期以来悬灸过程中穴位如何准确定位,灸量如何个体化定量的关键技术难题。同时形成了"痛在关节,病在经筋""无虚不作敏""阳常不足,阴常有余"等系列学术思想,构成了完整的、全新的灸疗理论体系,有效地指导了临床提高灸疗疗效[55-61]。

九、热敏灸开辟人体机能体表热敏调控新天地

医疗起源于人体本能。医学的初始阶段是本能医学,医学又高于本能医学,医学却无法脱离人体本能。医学史将继续证明,充分调动本能的医学又将是促进人类生命自然和谐健康发展的终极科学医学。由此可见,人类必须认识本能,依赖本能,重视本能,调动本能,充分发挥本能在维护健康中的作用,才能从根本上提高人类对病痛的战胜能力[62]。

中国人发现了人体体表存在一些能"四两拨千斤"治疗疾病的功能位点,这就是具有东方神秘色彩的穴位。激活穴位就能激发、调动人体的本能与潜能!

穴位可通过艾热来激活,这就是艾灸疗法,在中国用它来防病治病已经 2 000
多年了。

灸疗热敏规律的发现与热敏灸技术的创立及其临床应用为人们展示了一
幅全新的体表 – 内脏人体功能热敏调控图,发现了一条灸疗提高疗效的内源性
体表热敏新途径。热敏灸技术的发明对现代医学具有重要启示:①热敏灸技术
对疗效的显著提高,使人们看到了人体蕴藏的健康潜能;②使人们认识到要充
分重视调动人体自身抗病机能的潜力,无损伤、安全、无毒副作用,这是绿色疗
法;③使人们醒悟到要重视寻找人体体表与疾病相关的敏感位点,实现“小刺激
大反应”“四两拨千斤”的防病治病理念;④热敏灸调动内源性自身抗病机能,
顺应自然,整体调节,个体化治疗,充分体现了博大精深的中医学文化及其对促
进人类生命自然和谐健康发展的重要启迪作用;⑤灸疗热敏现象已涉及到新的
生命现象,新的生命现象必然有新的生命规律,对此进行深入的研究将推动生
命科学的发展,蕴含着生命科学原始创新的机遇。

回顾热敏灸走过的历程,临床实践表明:中医研究基于临床很重要;源于经
典很重要;遵循中医自身的研究规律很重要;理论创新很重要;艾灸疗效的潜力
还有待继续挖掘、提高。有理由相信,热敏灸深藏着人类调动本能、治疗疾病的
秘密,我们将继续发现并开发这些秘密,为人类的健康造福!

参 考 文 献

［1］陈日新,康明非．腧穴热敏化艾灸新疗法［M］．北京:人民卫生出版社,2006:15.
［2］陈日新,康明非,陈明人．岐伯归来——论腧穴“敏化状态说”［J］．中国针灸,2011,
　　31(02):134-138.
［3］陈日新．以腧穴热敏化为入门向导,开创艾灸调控人体机能新天地［J］．江西中医学院
　　学报,2007(01):57-60.
［4］陈日新,陈明人,康明非．热敏灸实用读本［M］．北京:人民卫生出版社,2009:5.
［5］Xie D,Liu Z,Hou X,et al. Heat sensitisation in suspended
　　moxibustion:features and clinical relevance. ［J］. Acupuncture in
　　Medicine,2013,31(4):422-424.
［6］陈日新,谢丁一．神奇热敏灸［M］．北京:人民军医出版社,2013:9.
［7］陈日新,谢丁一．再论“腧穴敏化状态说”［J］．安徽中医药大学学报,2016,35(03):
　　50-53.

［8］陈日新,康明非,陈明人.《内经》腧穴概念在热敏灸中的重要指导作用［J］.江西中医学院学报,2010,22(03):36-38.

［9］谢丁一,陈日新.《内经》中腧穴二步定位法及其临床应用［J］.中国针灸,2014,34(10):979-982.

［10］Chen R,Chen M,Su T,et al. Heat-sensitive moxibustion in patients with osteoarthritis of the knee:a three-armed multicentre randomised active control trial［J］. Acupuncture in Medicine,2015,33(4):262-269.

［11］Chen M,Chen R,Xiong J,et al. Effectiveness of heat-sensitive moxibustion in the treatment of lumbar disc herniation:study protocol for a randomized controlled trial［J］. Trials,2011,12(1):226.

［12］Chen R,Xiong J,Chi Z,et al. Heat-sensitive moxibustion for lumbar disc herniation:a meta-analysis of randomized controlled trials［J］. Journal of Traditional Chinese Medicine,2012,32(003):322-328.

［13］Chen R,Chen M,Xiong J,et al. Influence of the Deqi Sensation by Suspended Moxibustion Stimulation in Lumbar Disc Herniation: Study for a Multicenter Prospective Two Arms Cohort Study［J/OL］. Evidence-Based Complementary and Alternative Medicine,2013,2013: 718593. https://doi.org/10.1155/2013/718593.

［14］Rixin Chen,Mingren Chen,Tongsheng Su,et al. Controlled Trial of Heat-Sensitive Moxibustion Therapy to Determine Superior Effect among Patients with Lumbar Disc Herniation［J］. Evidence-Based Complementary and Alternative Medicine,2014(7):1-7.

［15］Chen R,Chen M,Xiong J,et al. Curative effect of heat-sensitive moxibustion on chronic persistent asthma:a multicenter randomized controlled trial［J］. Journal of Traditional Chinese Medicine,2013, 33(5):102-109.

［16］Chen R,Chen M,Xiong J,et al. Comparison of heat-sensitive moxibustion versus fluticasone/salmeterol (seretide) combination in the treatment of chronic persistent asthma:design of a multicenter randomized controlled trial［J］. Trials,2010,11(1):1-9.

［17］梁超,张唐法,杨坤.腧穴热敏灸与西药治疗慢性持续期支气管哮喘疗效对照观察［J］.中国针灸,2010,30(11):886-890.

［18］Chen R,Chen M,Xiong J,et al. Is there difference between the effects of two-dose stimulation for knee osteoarthritis in the treatment of heat-sensitive moxibustion?［J/OL］. Evidence-Based Complementary and Alternative Medicine,2012,2012:696498. https://doi.org/10.1155/2012/696498.

［19］Mingren,Chen,Rixin Chen,et al. Evaluation of different moxibustion doses for lumbar disc herniation:multicentre randomised controlled trial of heat-sensitive moxibustion therapy[J]. Acupuncture in medicine,2012,30(4):266-272.

[20] Ning Tian,Ri-Xin Chen,Bing Xie,et al. Study on Infrared Radiation Characteristic of Heat-sensitive Acupoints in Bronchial Asthma [C]//2011 IEEE International Conference on Bioinformatics and Biomedicine Workshops. Atlanta,GA:Computer Science Department of Georgia State University,2011:773-777.

[21] 田宁,陈日新,谢兵,等. 支气管哮喘患者热敏穴红外辐射特征研究[J]. 上海针灸杂志,2014,33(02):174-176.

[22] Rixin Chen,Mingren Chen,Qiaolin Li,et al. Assessment of heat-sensitization at Guanyuan(CV 4)in patients with primary dysmenorrhea:A comparative study between moxibustion sensation and infrared thermography[J]. Journal of Acupuncture and Tuina Science,2010,8(3):163-166.

[23] 陈日新,陈明人,康明非,等. 灸感法与红外法检测腰椎间盘突出症患者腰阳关穴热敏态的对比研究[J].World Journal of Acupuncture-Moxibustion,2010,20(02):21-26.

[24] 周明镜,陈日新,陈明人,等. 灸感法与红外法检测心气虚患者内关穴热敏态的对比研究[J]. 中国针灸,2010,30(03):213-216.

[25] 李伟,安鑫,陈日新. 腰椎间盘突出症腧穴热敏化红外客观显示研究[J]. 江西中医学院学报,2010,22(04):24-26.

[26] 陈日新,陈明人,李巧林. 灸感法与红外法检测支气管哮喘(慢性持续期)患者肺俞穴热敏态的对比研究[J]. 江西中医药,2011,42(01):12-14.

[27] Rixin Chen,Mingren Chen,Qiaolin Li,et al. Assessment of heat-sensitization at Guanyuan(CV 4)in patients with primary dysmenorrhea:A comparative study between moxibustion sensation and infrared thermography[J]. Journal of Acupuncture and Tuina Science,2010,8(3):163-166.

[28] Feifei L,Chan Z,Zhijie B,et al. Characterizing Heat-Sensitization Responses in Suspended Moxibustion with High-Density EEG[J]. Pain Medicine,2014,15(8):1272-1281.

[29] 廖斐斐,张潺,边志杰,等. 慢性腰背痛患者艾灸热敏现象的脑电机制初探[J]. 中国疼痛医学杂志,2013,19(12):719-726.

[30] Wang Juan,Yi Ming,Zhang Chan,et al. Cortical activities of heat-sensitization responses in suspended moxibustion:an EEG source analysis with sLORETA[J]. Cognitive Neurodynamics,2015,9(6):581-588.

[31] Xie D Y,Jiang Y X,Chen R X,et al. Study on the thermesthesia features of heat-sensitive acupoints in patients with knee osteoarthritis[J]. 针灸推拿医学(英文版),2016,14(2):110-114.

[32] 谢丁一,李原浩,陈日新,等. 腰椎间盘突出症患者热敏腧穴温度觉特征研究[J]. 中

华中医药杂志,2017,32(09):4211-4214.

[33] 谢丁一,谢秀俊,陈日新,等. 神经根型颈椎病患者热敏态腧穴温度觉特征研究[J]. 安徽中医药大学学报,2017,36(01):35-39.

[34] Rixin Chen,Zhimai Lv,Mingren Chen,et al. Stroke treatment in rats with tail temperature increase by 40-min moxibustion [J]. Neuroscience Letters,2011,503(2):131-135.

[35] Rixin Chen,Zhimai Lv,Mingren Chen,et al. Neuronal apoptosis and inflammatory reaction in rat models of focal cerebral ischemia following 40-min ute suspended moxibustion [J]. Neural Regeneration Research,2011(15):1180-1184.

[36] Rixin Chen,Zhimai Lv,Dangdang Huang,et al. Efficacy of suspended moxibustion in stroke rats is associated with a change in tail temperature [J]. Neural Regeneration Research,2013,8(012):1132-1138.

[37] Zhimai Lv,Zhongyong Liu,Dandan Huang,et al. The Characterization of Deqi during Moxibustion in Stroke Rats [J/OL]. Evidence-Based Complementary and Alternative Medicine,2013,2013:140581. https://doi.org/10.1155/2013/140581.

[38] 陈日新,康明非. 一种新类型的疾病反应点——热敏点及其临床意义[J]. 江西中医学院学报,2006,18(02):29-30.

[39] 康明非,陈日新. 论"反应点"与腧穴[J]. 江西中医学院学报,2006,18(03):37-38.

[40] 焦琳,迟振海,陈日新,等. 由热敏灸引发的对腧穴原始内涵的审视[J]. 中国针灸,2009,29(12):1008.

[41] 陈日新,康明非. 腧穴热敏化及其临床意义[J]. 中医杂志,2006,47(12):905-906.

[42] 陈日新,康明非. 腧穴热敏化的临床应用[J]. 中国针灸,2007,27(03):199-202.

[43] 陈日新,陈明人,康明非,等. 重视热敏灸感是提高灸疗疗效的关键[J]. 针刺研究,2010,35(04):311-314.

[44] 孙国杰. 针灸学[M]. 北京:上海科学技术出版社,1997:178.

[45] 陈日新,康明非. 灸之要,气至而有效[J]. 中国针灸,2008,28(01):44-46.

[46] 陈日新,陈明人,黄建华,等. 热敏灸治疗椎动脉型颈椎病灸感与灸效关系的临床观察[J]. 江西中医药,2011,42(01):48-49.

[47] 陈日新,张波,蔡加. 温和灸治疗膝关节骨关节炎(肿胀型)不同灸感的临床疗效比较研究[J]. 世界中医药,2013,8(08):856-858.

[48] 陈日新,吕志迈,谢丁一,等. 热敏灸感条目德尔菲法调查分析[J]. 中医杂志,2018,59(22):1915-1919.

[49] 陈日新,吕志迈,谢丁一,等. 热敏灸得气灸感量表的研制与初步评价[J]. 中国针灸,2018,38(11):1229-1234.

[50] 陈日新,陈彦奇,谢丁一. 试论艾灸得气[J]. 中国针灸,2019,39(10):1111-1114.

［51］黄仙保,谢丁一,邱祺,等.热敏灸治疗新型冠状病毒肺炎临床观察［J］.中国针灸,2020,40(06):576-580.

［52］陈日新,黄仙保,焦琳.热敏灸防治疫病理论与实践——应对新冠肺炎方案［M］.江西:江西科学技术出版社,2020:132-138.

［53］Chen R,Chen M,Xiong J,et al. Comparative Effectiveness of the Deqi Sensation and Non-Deqi by Moxibustion Stimulation:A Multicenter Prospective Cohort Study in the Treatment of Knee Osteoarthritis ［J/OL］. Evidence-Based Complementary and Alternative Medicine,2013,2013:906947. https://doi. org/10. 1155/2013/906947.

［54］Chen Rixin,Chen Mingren,Su Tongsheng,et al. A 3-Arm, Randomized,Controlled Trial of Heat-Sensitive Moxibustion Therapy to Determine Superior Effect among Patients with Lumbar Disc Herniation［J/OL］. Evidence-Based Complementary and Alternative Medicine,2014,2014:154941. https://doi. org/10. 1155/2014/154941.

［55］周梅,罗佳,陈日新.陈日新教授"艾灸得气"学术思想及其临床应用［J］.上海针灸杂志,2019,38(11):1290-1294.

［56］黄仙保,陈日新.陈日新"辨敏取穴"施灸学术思想及临床应用［J］.中华中医药杂志,2017,32(09):4038-4041.

［57］夏七新,谢丁一,张超然.陈日新"消敏定量"悬灸学术思想及其临床应用［J］.江西中医药大学学报,2015,27(06):43-45.

［58］安鑫.陈日新腧穴敏化学术思想及临床经验［J］.江西中医药,2011,42(01):77-78.

［59］焦琳,陈彦奇,迟振海,等.陈日新教授治疗膝痹"痛在关节,病在经筋"学术观点与临床应用［J］.中国针灸,2020,40(04):419-422.

［60］熊俊,陈彦奇,陈日新.陈日新教授"无虚不作敏"学术思想与临床应用［J］.中国针灸,2020,40(02):199-202.

［61］黄仙保,陈彦奇,谢丁一,等.陈日新教授"阳常不足,阴常有余"学术思想指导热敏灸在肿瘤康复中的临床应用［J］.中国针灸,2020,40(01):79-83.

［62］陈日新.内源性医学促进人类生命自然和谐健康发展［J］.江西中医药,2014,45(05):3.

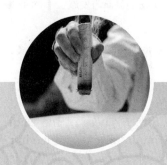

第二章　热敏常灸新启发

热敏灸临床研究与推广应用至今已 32 年,我们不仅观察到了热敏灸的速效与高效,而且近年来临床观察发现:许多沉疴痼疾与慢性疾病等病程较长的患者接受热敏灸治疗,在灸出透热、扩热、传热、身烘热、喜热、肢端热、非热觉、面红额汗出、皮肤扩散性潮红、胃肠蠕动等艾灸得气反应之后,按照消敏灸量的单次与频次规律,坚持数月(≥3 个月)或数年的艾灸,获得了奇特的灸疗疗效。一是症状明显改善,甚至临床痊愈;二是精气神显著提升,生活质量明显提高,如精力充沛了,上楼不喘了,面色红润了,声音洪亮了,不易感冒了,更耐风寒了,睡眠好了,吃饭香了,腰板有劲了,小便有力了,腿脚轻快了,脾气更好了等。我们的临床观察包括以下三个方面:

一、沉疴痼疾,常灸出奇效

沉疴痼疾属中医学久病、顽疾、疑难杂病范畴,是指临床上久治不愈,尚缺乏特异性治疗方法的顽固病证。我们在热敏灸临床中观察发现,常灸屡起沉疴痼疾之奇效,不仅明显改善临床症状,甚至临床痊愈,而且显著提升患者精气神,显示强身健体的功效。如背寒如掌大的患者经过数月的艾灸后,背寒如掌大症状消除,且精力充沛、背部耐风寒;许多体虚手脚冰冷、频繁感冒的患者,经过数月的艾灸后,手脚渐渐变暖,且耐风寒、少有感冒;许多长期腹泻患者经过数月的艾灸后，大便成形通畅，吃饭香、胃口好、睡眠好、耐疲劳、面色红润。

案例1：黄某，男，47岁，2015年3月淋雨后自觉背部寒冷如巴掌大，得热则舒，且昼轻夜重。时有咳嗽咳痰，痰色白质稀，经多处中西医诊治，疗效欠佳。2017年7月开始进行艾灸，医生在大椎、肺俞、至阳等穴区探及热敏穴位。艾灸大椎穴时感艾热向深部渗透，并沿着后正中线向下传导；艾灸肺俞穴时起初感局部耐热，继后感艾热向深部渗透；艾灸至阳穴感艾热向胸腔渗透。每次选取上述热敏穴位1~2组，每日艾灸1次，每次40~60分钟，每周4~6次。连续艾灸1个月后，背部寒冷感稍减轻，咳嗽明显缓解。灸至第2个月后，患者感背部寒冷处在施灸后温热感仍能维持1小时左右。患者已养成常灸习惯，开始在家使用简易艾灸工具坚持自灸或有时家人灸，平均每周艾灸4~5次，坚持自灸7个月后，背寒如掌大、咳嗽等症状消除，且背部耐风寒，精力旺盛，少有感冒。

案例2：周某，女，65岁，频繁感冒4余年，平均每个月1次，症状持续1周余。平素大便稀溏，日行3~4次，吃凉东西、吹冷风后尤甚，纳呆，寐差，平均每晚睡4~5个小时，白天精神疲惫。起初发作靠口服感冒药，近半年来药物效果不佳。2016年9月开始在医生指导下使用简易艾灸工具自灸上印堂、风池、大椎穴区。感冒缓解期选择大椎、至阳、命门、中脘、神阙、关元等穴区。每次选取上述热敏穴位1~2组，每次40~60分钟，每周4~6次。自灸3个月后感冒次数减少为每3~4个月发作1次。患者已养成常灸习惯，坚持自灸9个月，近1年来仅感冒2次，且症状较轻，大便成形，更耐风寒，耐疲劳，吃饭香，睡眠好。

案例3：楚某，女，52岁，10年前开始出现腹泻，大便每日3~4次，质稀薄，吃生冷食物、水果及劳累后加重，平素腹部怕冷，无明显腹胀、腹痛，纳寐差，小便平。至当地多家医院诊治，胃肠镜检查未见明显异常，经中西医药物治疗疗效不佳。2016年12月开始在医生指导下使用简易艾灸工具自灸或有时家人灸，选穴为神阙、天枢、关元等穴区。每次选取上述热敏穴位1~2组，每日艾灸1次，每次40~60分钟，每周4~6次。前五次艾灸时仅出现腹部的表面皮肤热，经探感定位后，艾灸第六天，神阙、天枢、关元等穴区出现一股暖流涌向腹腔深部，持续灸1个月后，患者大便次数减少至每日2~3次，3个月后，大便次数每日1~2

次,质先干后稀。患者已养成常灸习惯,坚持自灸长达 10 个月,大便成形通畅,精力充沛,面色红润,两目有神,耐风寒,吃饭香,睡眠好。

二、慢病顽疾,常灸出奇效

慢病是指现代医学有明确诊断的慢性非传染性疾病,是公认棘手的健康难题,其致病特点为起病隐匿、迟缓,病程长,迁延难愈,易反复发作,发病日久多伴有严重并发症,如原发性高血压、2 型糖尿病、慢性肾炎、尿毒症、过敏性鼻炎、支气管哮喘、肠易激综合征、功能性消化不良、慢性前列腺炎、良性前列腺增生、肿瘤等。热敏灸临床观察发现,慢病常灸不仅能明显改善临床症状,甚至临床痊愈,还能显著提升患者精气神,显示强身健体的功效。

案例 1:王某,女,43 岁,2010 年因工作过度劳累后出现颈部僵硬不适、头晕头痛、神疲乏力,休息后症状缓解,时发时止,未予重视,渐出现偶有胸闷,视物模糊。遂至当地医院诊治,测血压最高为 210/120mmHg,诊断为高血压病。予以硝苯地平控释片等降压药物口服,但因患者口服药物后出现头痛加重,一直未坚持服用降压药物,至 2017 年 3 月患者血压一直在 150/100mmHg 水平上下。于是开始艾灸,医生在百会、风池、大椎、心俞、中脘、关元等穴区探及热敏穴位。每次选取上述热敏穴位 1~2 组,每日艾灸 1 次,每次 40~60 分钟,每周 4~6 次。连续艾灸 1 个月后,患者颈部僵硬不适明显改善,血压无明显变化。医生嘱患者在家使用简易艾灸工具自灸或家人灸,继续艾灸 3 个月后患者诉头晕头痛明显缓解,一身轻松,血压维持在 130~140/80~85mmHg。患者坚定了治疗信心,坚持自灸 15 个月,头晕头痛消除,血压平稳,且精力旺盛,更耐疲劳,心情愉悦。

案例 2:梁某,男,41 岁,2016 年 7 月体检中发现空腹血糖为 9.6mmol/L,餐后 2 小时血糖 13.0mmol/L,到当地医院复查血糖,诊断为 2 型糖尿病。予以口服阿卡波糖片降糖药物治疗,未规律服用药物,血糖控制不佳。于 2018 年 2 月开始出现头晕不适,易疲劳,视物稍模糊,口渴多饮,小便多,体重渐渐消瘦,纳呆,食后饱胀感明显,睡眠差。复查空腹血糖为 11.5mmol/L,餐后 2 小时血糖 17.6mmol/L。于 2018 年 4 月底开始予以二甲双胍、阿卡波糖片降糖药物治疗,并配合热敏灸治疗,医生在风池、脾俞、胃俞、中脘、神阙等穴区探及热敏穴位。每次选取上述灸感最强的热敏穴位1组,每次40~60分钟,每周5~6次。连续艾灸1个月后,头晕、疲劳感渐渐减轻,食后饱胀感改善,但血糖仍偏高。嘱患者在家使用简易艾灸工具坚持自灸,养成常灸习惯,坚持自灸9个月,头晕不适完全消除,空腹血糖维持在6mmol/L以下,餐后2小时血糖维持在8mmol/L以下,在医生指导下停用二甲双胍,仅服用阿卡波糖片,疗效稳定,且精力旺盛,更耐疲劳,视物清楚,吃饭香,饭后无饱胀感,睡眠好。

案例3:葛某,男,70岁,8年前开始出现反复咳嗽,咳白痰,晨起症状加重,每于天气变冷即诱发加重,伴胸闷气短,不能长距离行走,平素神疲乏力、易感冒,纳寐差。至当地医院诊治,诊断为慢性支气管炎。经中西药物治疗后症状缓解,但仍反复发作。于2017年2月开始艾灸,医生在患者大椎、肺俞、膻中、中脘、关元等穴区探及热敏穴位。每次选取上述灸感最强的热敏穴位1组,每日艾灸1次,每次40~60分钟,每周连续艾灸6天再休息1天。患者艾灸半个月后咳痰量稍减少,胸闷气短减轻。艾灸1个月后患者神疲乏力减轻,咳嗽频次、咳痰量均减少。第2个月开始,按上法在医生指导下由家人帮助患者继续艾灸,艾灸3个月后,上述症状明显改善。坚持艾灸6个月后,咳嗽明显改善,偶有咳少量白痰,胸闷气短症状基本消除,且精力旺盛,走路有劲,不易感冒,吃饭香,容易入睡,每晚睡眠时间可达6小时以上。

三、临床研究,高级别证据

由江西中医药大学附属医院牵头,与武汉市第一医院、广东省中西医结合医院、南昌大学第一附属医院等12家医院联合开展了一项热敏常灸治疗支气管哮喘(慢性持续期)大样本、多中心、中央随机对照的临床研究。各分中心受试对象的随机分配采用中心随机化方法,由中国中医科学院临床基础研究所统一控制,随机分为试验组(热敏常灸治疗组)、对照组(西药治疗组),分组结果采用"药物临床试验中央随机分配交互式语音操作系统V1.00(中央随机分配系统)"通过语音电话、网络进行发布。

（一）治疗方案

1. 热敏常灸治疗组

（1）热敏穴位的探查：①环境：检测室保持安静，室内温度保持在24~30℃；②体位：选择舒适、充分暴露病位的体位；③探查工具：江西省中医院生产，规格：直径22mm×长度160mm特制精艾绒艾条；④探查方法：选择俯卧或侧卧体位，充分暴露腰部，用点燃的艾条在患者双侧肺俞、膈俞，距离皮肤3cm左右施行温和灸，当患者感受到艾热发生透热（艾热从施灸部位皮肤表面直接向深部组织穿透）、扩热（以施灸点为中心向周围扩散）、传热（灸热从施灸点开始循某一方向传导）和非热觉中的一种或一种以上感觉时，即为发生腧穴热敏化现象，该探察穴点为热敏穴位。重复上述步骤，直至所有的热敏穴位被探查出。

（2）热敏穴位悬灸的治疗方法：在上述热敏化强度最强的穴位实施艾条温和悬灸，每次艾灸时间以热敏灸感消失为度（上限60分钟，下限30分钟），在第一个月的前8天，每日1次，剩余的22天共治疗12次。第二、三个月，每个月治疗15次。

2. 西药治疗组

患者入院后第1天即开始口服沙美特罗50μg、氟替卡松250μg（舒利迭），每天2次，持续90天。

（二）观察指标、观察周期与时点

主要观察指标为治疗前和治疗后15天、30天、60天和90天的哮喘控制测试问卷（ACT评分）。ACT评分包括五个问题：活动受限，呼吸困难，夜间症状，药物使用情况和过去四个星期的发作频率。从1计分（最差）至5（最佳），最高得分为25分。次要观察指标是第1秒用力呼气容积（FEV1），最大呼气流量（PEF），发作频率，中医症状和不良反应。

（三）研究结果

本临床研究共纳入合格受试者288例。其中试验组、对照组分别完成144例。试验完成后失访、脱落共11例，占3.80%。患者的年龄，性别，哮喘持续时间和 ACT 评分具有可比性($P>0.05$)。

1. **ACT 评分比较**　如表 2-1 所示:治疗 3 个月后得分($P=0.000\,2$)和在 6 个月的随访期间,差异有显著性($P=0.000\,03$)。图 2-1 显示两组的平均 ACT 分数在治疗半个月时持续增加直到 6 个月的随访为止。在对照组中,ACT 评分在 3 个月和 6 个月的随访期间保持稳定,并且患者在随访期间继续逐渐减少服用药物的剂量。

表 2-1　两组不同时间点 ACT 评分比较($\bar{X} \pm SD$)

观察阶段	ACT 评分		t	p
	试验组	对照组		
治疗前	15.10±4.05	15.70±3.78	1.30	0.190 00
治疗半个月	17.86±3.69	18.54±4.13	-1.18	0.140 00
治疗 1 个月	19.54±3.68	19.81±3.99	-0.31	0.560 00
治疗 2 个月	20.65±3.22	20.98±3.27	-0.52	0.390 00
治疗 3 个月	21.60±2.77	21.20±3.61	3.15	0.000 20
随访 3 个月	21.35±2.75	20.47±3.58	2.68	0.000 90
随访 6 个月	21.29±2.88	20.35±3.72	4.42	0.000 03

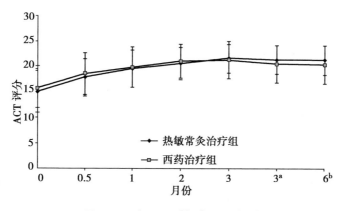

图 2-1　两组不同时间点 ACT 评分

2. **FEV1、PEF、发作频率比较**　表 2-2 和表 2-3 显示了次级指标从意向性(intention-to-treat,ITT)得出的 FEV1、PEF 和发作频率分析。3 个月后两组 FEV1 和 PEF 治疗率比治疗前高得多。热敏艾灸组的肺功能改善优于对照组(FEV1　$P=0.035$,PEF　$P=0.011$)。此外,在 6 个月的随访期间,两组之间存在明显差异造访(FEV1 为 $P=0.042$,PEF 为 $P=0.0012$)。热敏艾灸组治疗 3 个月后哮喘发作的频率大大低于对照组($P=0.00017$)。在 6 个月的随访期间,两组之间仍存在明显差异($P=0.047$)。

表 2-2　两组不同时间点 FEV1、PEF 比较($\bar{X} \pm SD$)

| 肺功能 | 观察阶段 | 组别 | | t | p |
		试验组	对照组		
	治疗前	74.90 ± 16.70	75.10 ± 18.50	0.37	0.9200
FEV1/L	治疗 3 个月	87.29 ± 17.44	83.39 ± 22.29	1.86	0.0350
	随访 6 个月	83.34 ± 22.29	80.52 ± 20.93	1.69	0.0420
	治疗前	72.81 ± 22.25	73.83 ± 24.33	0.10	0.7100
PEF/(m·s^{-1})	治疗 3 个月	86.16 ± 21.27	81.64 ± 26.27	2.07	0.0110
	随访 6 个月	84.89 ± 23.01	80.01 ± 25.75	2.19	0.0012

表 2-3　两组不同时间点发作频率比较($\bar{X} \pm SD$)

| 观察阶段 | 发作频率 | | t | p |
	试验组	对照组		
治疗前	4.53 ± 1.02	4.36 ± 1.13	0.21	0.18000
治疗 3 个月	0.81 ± 0.29	1.28 ± 0.25	3.56	0.00017
随访 6 个月	0.59 ± 0.25	1.12 ± 0.33	1.74	0.04700

3. 中医症状比较　采用 ITT 分析,两组中医症状比较,分别在治疗 1 个月时、3 个月治疗结束时,以及治疗结束后 6 个月有统计学意义。为了便于进一步分析,将其中中医症状各项因子在治疗前积分值为 2 分的例数抽提出来,对其在 3 个月治疗结束时的积分值提高了 2 分的记为"显效";比治疗前提高 1 分的记为"有效";积分前后无变化的记为"无效"。结果显示两组中医症状显效率比较均有统计学意义(见表 2-4、表 2-5、表 2-6、表 2-7、表 2-8)。数据分析提示:热敏常灸在改善患者中医症状方面,如寐差、倦怠无力、畏寒、胸闷、易于感冒等,有一定疗效优势。

表 2-4　3 个月治疗结束时两组寐差显效率比较

组别	例数	显效	显效率	两组比较 P 值
热敏常灸	33	18	54.5%	<0.01
沙美特罗替卡松粉吸入剂	35	16	45.7%	

表 2-5　3 个月治疗结束时两组易于感冒显效率比较

组别	例数	显效	显效率	两组比较 P 值
热敏常灸	42	18	42.9%	<0.01
沙美特罗替卡松粉吸入剂	48	10	20.8%	

表 2-6　3 个月治疗结束时两组倦怠乏力显效率比较

组别	例数	显效	显效率	两组比较 P 值
热敏常灸	27	14	51.9%	<0.01
沙美特罗替卡松粉吸入剂	32	6	18.8%	

表 2-7　3 个月治疗结束时两组畏寒显效率比较

组别	例数	显效	显效率	两组比较 P 值
热敏常灸	48	24	50.0%	<0.01
沙美特罗替卡松粉吸入剂	43	17	39.5%	

表 2-8　3 个月治疗结束时两组胸闷显效率比较

组别	例数	显效	显效率	两组比较 P 值
热敏常灸	42	17	40.5%	<0.01
沙美特罗替卡松粉吸入剂	40	9	22.5%	

上述结果表明：治疗 3 个月后和随访期间，热敏常灸组与西药组的 ACT 评分和肺功能在治疗前后存在显著差异（$P=0.000\ 2$）和（$P=0.000\ 03$），表明具有等效性。热敏常灸在减少发作频率、改善患者中医症状方面，如寐差、倦怠无力、畏寒、胸闷、易于感冒有明显疗效优势。

四、认识规律，开拓新领域

沉疴痼疾、慢病顽疾，多种治疗效果不显，尽管进行了短程艾灸，效果仍不明显。但是，这些患者在灸出得气的基础上，按照热敏灸规律，坚持数月（≥3个月）或数年的长期艾灸，取得了显著的疗效。多年来，我们观察了1 000余例慢病患者，经过长期艾灸，不但获得了显著效果，而且在慢病康复的过程中，精气神明显提升，没有发现任何副作用，这是一个普遍现象。于是将这种按照艾灸得气规律选择适宜的热敏穴位，以消敏灸量规律确定个体化的灸疗剂量，坚持3个月以上辨敏施灸的方案，称为热敏常灸，简称常灸。简言之，常就是经常、多次、长久，灸就是灸法，常灸就是在艾灸得气基础上的"久灸"方案，而不是违背热敏穴位开放规律盲目地长期施灸。常灸能够充分发挥艾灸的累积效应，对虚、寒、湿、瘀中医证候的沉疴痼疾与慢病顽疾效果显著，而且未见任何副作用。这些临床实践使我们领悟到：

——按照消敏定量规律，热敏常灸不仅不会产生耐受、适应、疲劳现象，相反，热敏常灸会产生明显的累积效应，且具有强身健体的作用，表现为精力充沛、睡眠好、两目有神、面色红润、声音洪亮、不易感冒、耐风寒、吃饭香、胃口好、腰板有力、腿脚有劲、走路轻快等，精气神整体提升。

——热敏常灸的累积效应及其显示的强身健体作用，揭示了热敏常灸由量变到质变的量效新规律，可能是以往短程施灸未曾开发的灸疗新天地。

——慢病患者可能蕴藏了巨大的内源性抗病潜能，而热敏常灸能充分调动机体自身抗病机能，为促进慢病康复开辟了一条内源性新途径。

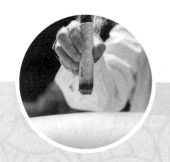

第三章　常灸的文献挖掘

我们进行了系统的古今文献挖掘,发现现代文献并无常灸记载,而常灸相关的文献记载散见于不同时期不同医家所著的医籍中。

如唐代药王孙思邈所著《备急千金要方》云:"宦游吴蜀,体上常须三两处灸之,勿令疮暂瘥,则瘴疠温疟毒气不能着人。"古代医家已经把常灸作为强身健体、预防保健的积极手段。

宋代王执中所撰《针灸资生经》记载:"黄帝问岐伯曰:中风半身不遂如何灸……急灸三里、绝骨四处三壮……常令两脚有疮为妙……"这是常灸足三里、绝骨穴防治中风病的应用。

宋代窦材所著《扁鹊心书》亦云:"人至晚年阳气衰,故手足不暖,下元虚惫,动作艰难……人于无病时,常灸关元、气海、命门、中脘……虽未得长生,亦可保百余年寿矣。"《扁鹊心书》中还详细记载了常灸关元穴强身健体、益寿延年的具体案例。

明代杨继洲所著《针灸大成》提倡"若要安,三里常不干",这是尽人皆知的养生名言,是古人应用常灸足三里穴达到强身健体、防病保健作用的宝贵经验。

明代高武所著《针灸聚英》云"有人年少气弱,常于三里、气海灸之",这是常灸足三里、气海穴强身健体的有力佐证。

明代俞弁《续医说》亦载:"柳公度年八十余,步履轻健。或求其术,曰:吾无他术,但未尝以元气佐喜怒,气海常温耳。"这是常灸气海穴而得长寿的有力佐证。

　　由以上古代文献可见,在长期的灸疗实践中,历代著名医家非常推崇常灸理念,已经认识到常灸的奇特效果及其强身健体、防病保健、延年益寿的独特作用。那么,古人提倡的常灸之"常"蕴含了什么? 对现代临床灸疗有什么指导意义? 这是值得我们深入探索与挖掘的。因此,基于临床实践,继承常灸理念,提炼常灸理论,创新常灸技术,深入挖掘常灸的临床价值,对进一步丰富灸疗学的发展具有极其重要的意义。

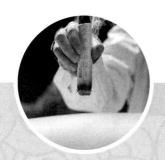

第四章　常灸的效应特点

　　我们对 256 例沉疴痼疾与慢病患者的常灸方案与灸效关系进行了临床观察,病种包括慢性支气管炎、支气管哮喘、高血压病、糖尿病、功能性消化不良、肠易激综合征、慢性腹泻、肠系膜淋巴结肿大、慢性肾衰竭(尿毒症期)、男性性功能障碍、慢性前列腺炎、前列腺增生、脑梗死、偏头痛、失眠、过敏性鼻炎、荨麻疹、体虚感冒、慢性疲劳综合征等 32 种病症,采用辨敏施灸技术,即灸位为热敏穴位,灸量为每日施灸 1 次,每次施灸时间以热敏灸感消失或消退为度(平均施灸时间为 40~45 分钟),每周平均施灸次数≥3 次,平均施灸疗程≥3 个月。结果显示,常灸能产生明显的灸效累积性。

　　常灸的灸效累积性是灸疗效应量变到质变的基础,包括两个方面的表现。一方面是指单次灸疗的累积效应,即表现为艾灸 10~15 分钟后的灸疗累积放大反应。一般施灸 10~15 分钟后,随着热敏灸感的出现,强度的不断增强,表现出穴位小刺激大反应,从而出现显著的灸效。如艾灸犊鼻穴治疗膝骨性关节炎,当艾灸 10 分钟后,艾热渐渐渗透至膝关节腔内,随着施灸时间的继续延长,透热强度越来越强,当连续艾灸 40~45 分钟后,患者自觉膝关节疼痛开始明显减轻;另一方面是指多次灸疗的累积效应,即随着施灸次数的增加,热敏灸感强度不断增强,热敏灸感持续时间延长,表现出灸疗累积效应的显现。如常灸治疗慢性腹泻的患者,连续艾灸双侧天枢穴 1 周,仅仅出现一过性的向腰骶部的透热,但多次、反复艾灸该穴区,随着施灸次数的增加,天枢穴区透热的强度增强,持续时间延长。当继续艾灸 1 个月后,双侧天枢区透热敏现时间缩短,透热强度明显增强,且每次透热持续时间明显延长。常灸 3 个月后,慢性腹泻患者不仅大便成形通畅,而且精力充沛、面色红润、吃饭香、胃口好。

一、常灸累积效应常呈现四种类型

(一)"渐进型"

即随着施灸次数的增加,灸量的不断积累,灸效呈现缓慢、逐渐而持续的增加,这种灸疗效应表现称之为"渐进型"常灸效应。

(二)"爬坡型"

即随着施灸次数的增加,灸量的不断积累,灸效呈现由开始的明显变化到不明显变化,再由不明显变化到明显变化的递进,这种灸疗效应表现称之为"爬坡型"常灸效应。

(三)"开关型"

即初始阶段灸效不明显,但随着施灸次数的增加,灸量的积累,呈现突发式的灸效变化,这种由量变到质变的突发式灸疗效应变化,称之为"开关型"常灸效应。

(四)"反向波动型"

即随着施灸次数的增加,灸量的不断积累,有时反而出现症状加重,继后出现症状逐渐缓解且持续而稳定的减轻,这种灸疗效应表现称之为"反向波动型"常灸效应。这与正气积累,打破机体病理稳态,促使病理稳态向正常生理稳态转化的机制有关。

二、常灸的累积效应特点

（一）普遍性

普查呼吸、循环、消化、内分泌、泌尿、生殖、神经、运动等 8 大系统,共 32 种不同病症、不同年龄、不同性别的慢病,70% 的患者通过常灸,临床症状明显改善,甚至临床痊愈,而且精气神显著提升,表现为精力充沛、睡眠好、两目有神、面色红润、声音洪亮、不易感冒、耐风寒、吃饭香、胃口好、腰板有力、腿脚有劲、走路轻快等,表明常灸出奇效具有普遍性,常灸具有强身健体的作用,可有效促进慢病康复。

（二）品质调节性

品质调节是指艾热通过刺激体表热敏穴位,从而激发或诱导体内内源性调节系统,调动体内固有的调节潜力,提高体内各调节系统品质(调节系统品质是量度调节系统调节能力大小的一个参量),增强自身调节能力以维持各生理生化参量稳定的作用。

机体内存在着一系列维持内环境各生理生化参量相对稳定的复杂调节系统,主要是神经-内分泌-免疫调节系统,能对各种影响内环境稳定的干扰作出主动的调节反应以维持内环境稳定。常灸正是通过激发或诱导体内这些调节系统,调动体内固有的调节潜力,提高其调节品质,增强其调节能力,从而产生双向调节效应、整体调节效应和自限调节效应,使紊乱的生理生化功能恢复正常。从常灸刺激到常灸效应,两者不是直接联系,而是由体内各种调节系统介导。常灸的这一品质调节作用揭示了常灸对偏离正常态的紊乱生理功能呈现双向调节效应,而对正常态生理功能无明显影响这一现象的深层次答案:即常灸对正常态生理功能无影响,并不是对正常态机体功能无作用。无论对机体正常态或病理态,常灸都提高了体内调节系统的调节品质,增强了机体的调节能力,但对不同机体状态表现不同:对病理态呈现双向调节作用(治病作用),而对正常态呈现防病保健作用,表现为对随后受到的干扰因素(致病因素)引起的机体功能紊乱偏离度显著减少。如对于频繁感冒患者平素常灸中脘、关元、命门、足三里等穴,精气神显著提升,表现为机体免疫力增强、更耐风寒、少有感冒,具有强身健体的作用,这正是常灸品质调节作用的体现。

临床研究表明,256 例沉疴痼疾与慢病常灸患者分为艾灸得气组 182 人与非艾灸得气组 74 人,其中艾灸得气组 80% 的患者精气神显著提升,显示了强身健体作用,而非艾灸得气组患者仅有 10% 的患者精气神显著提升,表明热敏常灸的品质调节具有高效性。品质调节的高效性揭示了常灸具有强身健体作用这一内在机制,对慢病康复及防病保健具有重要的理论与临床意义,这是一块有待深入研究的灸疗新天地。

(三) 整体性

整体性是指常灸对机体各系统、各器官功能几乎均能发挥多环节、多水平、多途径的综合调节作用,其含义包括两方面:一是指常灸热敏穴位可在不同水平上同时对多个器官、系统功能产生影响,如常灸治疗过敏性病证,在产生抑制呼吸系统所致的过敏症状效应时,同时增强机体免疫调节功能,从而提高抗过敏功能;二是指常灸对某一器官功能的调节作用,是通过该器官所属系统甚至全身各系统功能的综合调节而实现的,如常灸治疗胃和十二指肠溃疡,是通过调整交感神经和迷走神经张力,分别调整胃肠动力、抑制胃酸分泌、保护胃肠黏膜,从而产生灸疗效应。整体性是常灸具有广泛适应证的基本原因。

(四) 双向性

双向性是指常灸热敏穴位能产生兴奋或抑制的双重效应。当适宜的艾灸刺激作用于机体,其效应总趋势是使偏离正常生理状态的生理生化功能朝着正常生理状态方向发展转化,使紊乱的功能恢复正常。即在机体功能状态低下时,常灸可使之增强;功能状态亢进时又可使之降低,但对正常生理功能无明显影响,如常灸天枢穴既能治疗慢性腹泻,也能治疗老年性便秘。双向性是常灸疗法无毒副反应的根本原因,这决定了常灸的安全性与可行性。

(五) 自限性

自限性包括两方面含义:一是指常灸的调节能力是有一定限度的,只能在生理调节范围内发挥作用;二是指常灸的调节能力必须依赖于有关组织结构的完整与潜在的机能储备。因为常灸治病的机制是通过激发或诱导机体内源性调节系统的功能,使失调、紊乱的生理生化过程恢复正常,这在本质上就是生理调节,这就决定了常灸作用具有以上的自限性。如对某些功能衰竭或组织结构发生不可逆损害,或某些物质缺乏的病人,常灸就难以奏效,如对于尿毒症患者早期,若肾脏无明显萎缩,尚未发生明显器质性病变,则常灸疗效较好;若病程日久肾脏萎缩,发生明显器质性病变,则常灸疗效较差。因此,了解常灸调节的自限性,有利于我们正确认识常灸的适应证与合理应用常灸疗法,从而最大限度地调动机体抗病潜能。

(六) 扰动性

扰动性是指随着施灸次数的增加,灸量的不断累积,机体内源性调节系统打破病理稳态的反应。慢性疾病中常常有病理稳态的形成,打破这种病理稳态是机体重建生理稳态的必需过程。由于疾病病理稳态强度的不同,常灸的扰动性表现出不同的纠偏反应:①对于少数气血不畅患者,可能灸后出现短暂的嗳气,肛门排气,局部病痛加重或短暂的失眠。这种情况一般不需特殊处理。②对于少数痰湿内蕴患者,可能灸后出现短暂的咳痰变多,或排稀便、黏便。这种情况一般不需特殊处理。③对于少数素体郁热患者,可能灸后出现短暂的皮肤发痒、局部湿疹、大小便灼热等反应。一般停灸 2~3 次,上述症状消失后可继续施灸。④对于少数素体较虚患者,可能灸后短暂的失眠或疲乏无力,发困欲睡。可多休息或喝小米温粥,以温养胃气。⑤对于少数慢病患者,可能灸后有时出现正邪相搏引起的短暂性症状加重反应。应向患者及时宣教有关知识,消除紧张心理。⑥如果没有灸准热敏穴位或热敏灸感消失后继续施灸,可能会有上火现象,如口干、咽干等。一般停灸 3~5 次,上述症状消失后可继续施灸。慢病病程日久,病机错综复杂,多为多层次、多环节、多系统的功能失调,其病理稳态常常较坚固,这就决定了常灸必然需要一个较长的灸量累积过程,才能发挥量变到质变的作用、打破机体病理稳态,促进正常生理稳态的恢复。

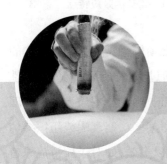

第五章 常灸的四大功效

临床研究表明,常灸的作用特点就是"久温",具有温补阳气、温化寒湿、温经通络、温养心神等作用,因此对虚、寒、湿、瘀中医证候为主的沉疴痼疾、慢病顽疾能产生显著疗效。

一、温补阳气

温补阳气是常灸治疗慢病的基石,能使机体补充的阳气渐渐超越病理状态下不断消耗的阳气。由于人们生活方式的改变,伤阳损阳的机会大大增加,加速了机体阳气耗损,故人们以阳气不足或阳气亏虚为多见。因而,阳常不足已然成为现代疾病谱普遍的中医证候特点,这也是当今社会慢病高发的根本原因。

阳气是机体生命活动产生的源动力,有一份阳气必有一份生机,相反,阳气脱,则生命亡,所以固护阳气是治疗慢病的根本。《本草从新》曰:"艾叶苦辛,生温熟热,纯阳之性,能回垂绝之阳,通十二经,走三阴,理气血,逐寒湿,暖子宫……以之灸火,能透诸经而除百病。"艾叶性属纯阳,艾火温热属阳,两阳相加,刺激热敏穴位产生"小刺激大反应",可补火助阳,温阳益气,达到温补阳气之功效。若热敏穴位常灸,则扶阳不息,能补阳养阳护阳,故常灸能发挥温阳扶正、强身健体、未病先防的作用。

常灸温补阳气的作用,对因机体阳气慢性消耗所致的沉疴痼疾、慢病顽疾均有明显疗效,适合于阳气不足、阳气虚衰、气虚下陷、阳气虚脱等阳虚、气虚诸症。由于慢病正邪不断交争需消耗人体大量阳气,导致慢病之人阳气易耗却不易复,故只有常灸才能使机体温补的阳气渐渐超越机体不断消耗的阳气,这就是为什么慢病常灸方可显奇效。

二、温 化 寒 湿

温化寒湿是常灸治疗慢病的关键。慢病迁延不愈,阳气必虚,阳虚则阴盛,阴盛则寒湿内生。寒邪收引,湿性黏滞重浊、缠绵难除,寒湿属阴邪,易损伤阳气,阻遏气机,聚痰成饮,引起湿伏郁热、变燥、伤阴、因湿致瘀等复杂兼证,而阳虚复生寒湿痰瘀等阴邪,阴邪又伤阳气,这就是慢病病程缠绵、反复发作的本质,故除寒湿是治疗慢病的关键。张仲景所著《金匮要略·痰饮咳嗽病脉证并治》篇明确提出治痰饮之大法:"病痰饮者,当以温药和之。"即治痰饮宜用平和的温性之品振奋阳气,以温化痰饮,而不可过用大辛燥烈之品,以防伤阴耗气。同理,湿聚痰饮者,当以灸法和之。

常灸灸材是艾,其本身就是芳香化湿之物,因寒湿为阴邪,而艾火温热属阳,取其"以阳制阴"之功,故常灸能起到很好的芳香化湿、温经散寒、温化寒湿的作用。由于寒凝湿滞引起的各种沉疴痼疾、慢性病病程缠绵,加之易伤阳气,故慢病常灸温化寒湿,需要通过灸量的不断累积,使机体阳气渐充,寒湿痰瘀等阴邪渐渐温化,方可收到事半功倍之效。

三、温 经 通 络

温经通络是常灸治疗慢病的重要环节。《灵枢·经脉》篇强调:"经脉者,所以能决死生,处百病,调虚实,不可不通。"说明经络通畅对于人体健康起着极其重要的作用。《灵枢·终始》云:"久病者,邪气入深……去其血脉,刺道毕矣。"慢病久病之人,邪气逐渐深入,耗伤机体阳气,阳气不足或亏虚,则阴邪内生,致气血运行障碍,从而形成久病入络、久病必瘀的病理状态,故经络不通或堵塞是慢病日久形成的必然病理结果,而经络不通或堵塞又可加重脏腑功能紊乱,以致形成反复发作、迁延难愈的病理循环。因此,疏经通络是治疗慢病的重要环节。那么,慢病经络如何疏通？由于慢病常常处于"阳常不足"的病理状态,故其经络不通多由于寒湿痰瘀等阴邪所致,故慢病经络疏通必须采用温通的方法。

常灸能温经通阳,温经散寒,温运气血,寒湿则温化,气行则血行,血行则瘀散,故常灸能温经通络、化瘀通络,取其"温通"效应,对慢病所致的一切经络不通或堵塞病证能产生较好疗效。

四、温 养 心 神

温养心神是常灸治疗慢病的重要环节。由于多数慢病患者常常表现为焦虑、抑郁、失眠、精神萎靡、情绪低落或烦躁不安等情志异常,是心神失养的表现,而心神异常又会加重脏腑功能紊乱,导致疾病加重或病程延长。相反,积极、向上、乐观的情志,则心神调和,能增强脏腑功能,提高机体抗病机能,故调神是治疗慢病的重要环节。

温养心神是常灸的独特优势,是基于艾灸得气所产生的与疗效相关的温热舒适心神感应。《黄帝内经》云:"得神者昌,失神者亡。"说明"神"关系到人的壮老与昌亡。中医治病强调治人,治人先治神,神安则体安,神不安必然影响神经－内分泌－免疫网络功能。《灵枢·官能》曰"用针之要,无忘其神",强调在针刺的过程中要首先调神,才能提高疗效,灸法也是如此。那么,针刺如何调神呢？《灵枢·九针十二原》中论述了得气是针刺调神的基础,即"刺之要,气至而有效。效之信,若风之吹云,明乎若见苍天"。这段经文首先指出了"得气"是与疗效有关的概念,即"气至而有效";然后用天气变化的例子论述了"得气"后调神的表现与特征,即"效之信,若风之吹云,明乎若见苍天"。试想从天空乌云密布,马上就要下大雨的情景感受,到一阵风吹过,突然云开日见,一片蔚蓝天空出现在眼前,心神是何等的豁然开朗、心旷神怡及愉悦舒适。《内经》这个举例不仅说明了针刺得气之后的速效、特效,而且描述了得气时舒适愉悦的心－身感受。《灵枢·五邪》再次列举病例说明穴位得气具有舒适愉悦的心－身感受:"咳动肩背,取之膺中外腧,背三节五节之傍,以手疾按之,快然,乃刺之。"因此,

《内经》"得气"概念的原始定义与内涵是指针刺产生的一种与疗效有关的、愉悦与舒适的心－身感应与体验,而不仅是指一种针刺产生的躯体感应。《内经》中"得气"概念的内涵包括三要素:一是针刺激发的躯体感应,二是伴发的舒适的心神感应,三是以前二者为基础的疗效反应。以上这三要素称为《内经》"得气"概念的 3 个特征,即舒适的躯体感应与心神感应及病痛缓解的疗效反应。灸疗临床中同样可以出现以上的"得气"现象,我们基于临床实践,溯源经典文献,提出艾灸得气是灸疗过程中激发的舒适的躯体感应与心神感应及病痛缓解的疗效反应。临床中被施灸者常因透热、扩热、传热、一身烘热等舒适的艾灸得气体验,一身轻松,心情舒畅,施灸时容易入睡,且越灸越舒适、越灸越想灸,即是心神安宁的表现;施灸后精力充沛,气色荣润,思维敏捷,即是神旺的外在表现。故艾灸得气时产生的一身烘热、一身轻松、心情舒畅,这就是艾灸调神的具体表现,也是常灸发挥调神作用的独特优势。因而,常灸可以治疗慢病引起的心神异常相关的病证,对减轻负性情绪、提升机体抗病机能、增强患者战胜疾病的信心大有裨益。

　　基于以上四大作用,常灸不仅能促进慢病康复,而且具有强身健体的作用,这也是中医学"未病先防""既病防变"的临床应用。正如《扁鹊心书》中强调,人于无病时,常灸关元、气海、命门等穴,能强身健体,延年益寿。我们大量的临床研究也表明,选择适应热敏穴位,坚持 3 个月以上的常灸,人体阳气渐渐充盛,阴邪(寒湿痰瘀)渐渐温化,确能提高机体免疫能力,从而达到强身健体、预防保健的功效。

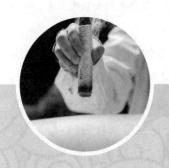

第六章 常灸的操作方法

一、常灸的热敏穴位探查

（一）热敏穴位的类型与特征

常灸操作的第一步是探查明确与慢病相关的热敏穴位的准确位置，这是常灸产生奇特艾灸疗效的始动环节。慢病的热敏穴位分为速发型和迟发型两类，因此，探查热敏穴位必须首先熟悉热敏穴位的类型与特征。

1. 速发型热敏穴位 即以热敏灸感速发为主要特征的一类热敏穴位，其特征为：热敏灸感敏现速度较迅速，即对艾热刺激较敏感，在施灸部位皮温达到40~42℃后，热敏灸感敏现的潜伏期较短（平均为 10~15 分钟），很快产生透热、扩热、传热、局部不（微）热远部热、表面不（微）热深部热及其他非热感觉等热敏灸感。

2. 迟发型热敏穴位 即以热敏灸感迟发为主要特征的一类热敏穴位，其特征为：热敏灸感敏现速度较迟缓，即施灸初期对艾热刺激不像速发型热敏穴位立即出现小刺激大反应，而常呈现一过性、短暂的透热、扩热、传热等热敏灸感，或施灸局部仅仅呈现喜热、耐热、热痛阈高等现象，热敏灸感出现的潜伏期较长（平均 >15 分钟）。

临床研究表明,慢病患者速发型和迟发型热敏穴位各占比约为 50%,速发型热敏穴位对艾热刺激的敏感程度相对较高,经气较易激发或调动,有效作用时间维持较长;而迟发型热敏穴位对艾热刺激的敏感程度相对较低,有效作用维持时间较短,需多次、反复施灸,以增加其敏化程度,促使其转化为速发型热敏穴位。

(二) 热敏穴位探查步骤

热敏穴位是疾病在体表的特定反应部位,它直接或间接的反映疾病的部位、性质和病理变化。不同疾病的热敏穴位出现部位是不同的,操作上可从粗定位到细定位二步法来探查。

1.　热敏穴位的粗定位　是指疾病状态下,确定相关穴位发生热敏化的高概率大致区域。穴位发生热敏化是有规律的,即有其高发部位。如感冒、变应性鼻炎的热敏穴位高发部位在上印堂区域;支气管哮喘的热敏穴位高发部位在肺俞区域;面部神经麻痹(面瘫)的热敏穴位高发部位在翳风区域。

2.　热敏穴位的细定位　用点燃的艾条,对准上述热敏穴位高发部位通过回旋灸、循经往返灸、雀啄灸、温和灸 4 种手法进行悬灸探查(距离皮肤 3cm 左右处),使患者局部感觉温热而无灼痛感,再根据患者出现的不同灸感特征,对不同类型的热敏穴位进行准确定位。在艾热的刺激下,如果较快产生透热、扩热、传热、身烘热、喜热、肢端热、非热觉、面红额汗出、皮肤扩散性潮红、胃肠蠕动 10 种灸感,只要出现其中的一种或一种以上的灸感就表明该穴位为速发型热敏穴位;如果呈现一过性、短暂的透热、扩热、传热等热敏灸感,或施灸局部仅仅呈现喜热、耐热、热痛阈高等现象,就表明该穴位为迟发型热敏穴位。因此,依据患者出现灸感的不同特征就能对不同类型的热敏穴位准确定位。

(三) 热敏穴位探查要求

1.　熟悉不同类型热敏穴位的灸感特征　不同类型热敏穴位是通过相应的灸感特征作为判断依据,因此,探查不同类型热敏穴位必须首先熟悉其对应的灸感。对于艾灸疗法,艾热作用于体表,自然产生热感。但由于穴位功能状态的不同,艾灸产生的热感也不同。健康人由于穴位处于静息态,艾灸通常产生皮肤局部的和表面的热感,我们通常称之为普通灸感。人体在疾病状态下,当穴位处于热敏化状态时,艾灸即会产生透热、扩热、传热、身烘热、喜热、肢端热、非热觉、面红额汗出、皮肤扩散性潮红、胃肠蠕动 10 种特殊感觉,我们称这 10 种特殊感觉为热敏灸感,出现热敏灸感的所在部位即为热敏穴位。如果热敏灸感出现的潜伏期短,较快出现透热、扩热、传热等热敏灸感,则该部位为速发型热敏穴位;如果热敏灸感出现的潜伏期长,施灸初期仅仅出现一过性、短暂的透热、扩热、传热等热敏灸感,或施灸局部仅仅呈现喜热、耐热、热痛阈高等现象,则该部位为迟发型热敏穴位。

2. 选择舒适体位与合适的艾灸方式　探查时要求充分暴露被探查部位,衣着宽松,肌肉放松。热敏穴位的最佳刺激方式为艾条悬灸。

3. 保持环境与心神安静　环境温度应保持在 24~30℃为宜。病人均匀呼吸,注意力集中于施灸部位,细心体会在艾灸探查过程中的感觉。

(四) 热敏穴位探查手法

速发型和迟发型热敏穴位的探查手法包括回旋灸、循经往返灸、雀啄灸、温和灸 4 种手法。探查热敏穴位可以采用单一手法,灸至皮肤潮红为度,也可采用 4 种手法的组合。采用组合手法时,按上述顺序每种手法操作 1 分钟,反复重复上述手法,灸至皮肤潮红为度,一般 2~3 遍即可。

1. 回旋灸(图 6-1)　用点燃的艾条,与施灸部位皮肤保持一定距离,均匀地往复旋转施灸,以施灸部位皮肤温热潮红为度,回旋灸有利于温热施灸部位的气血,主要用于胸腹背腰部穴位。

2. 雀啄灸(图 6-2)　用点燃的艾条,对准施灸部位一上一下地活动施灸,如鸟雀啄食一样,以施灸部位皮肤温热潮红为度。雀啄灸有利于施灸部位进一步加强敏化,从而为局部的经气激发,产生灸性感传奠定基础。

3. 循经往返灸(图 6-3)　用点燃的艾条在患者体表,距离皮肤 3cm 左右,匀速地沿经脉循行方向往返移动施灸,以施灸路线温热潮红为度。循经往返灸有利于疏通经络,激发经气。

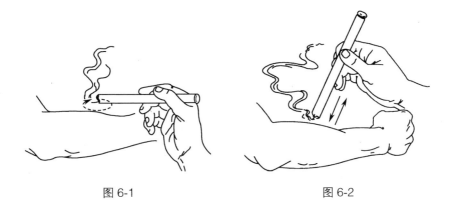

图 6-1 图 6-2

4. 温和灸(图 6-4) 用点燃的艾条,对准施灸部位,距离皮肤 3cm 左右处施灸,使患者局部感觉温热而无灼痛感,以施灸部位皮肤温热潮红为度。温和灸有利于施灸部位进一步激发经气,发动感传。

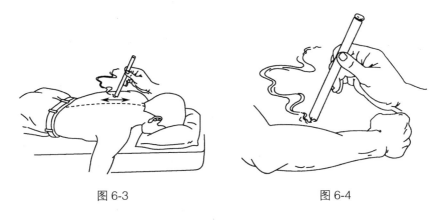

图 6-3 图 6-4

通过上述探查 4 手法,如果探及速发型热敏穴位,则直接进行常灸的第二步操作——热敏穴位好中选优;如果探及迟发型热敏穴位,则采用第三步迟发型热敏穴位的激发方法,促使其加速转化为速发型热敏穴位。

二、常灸热敏穴位的好中选优

常灸热敏穴位的好中选优,即从探查到的与慢病相关的多个同时敏化的速发型或迟发型热敏穴位中择优选取最佳热敏穴位施灸,其优选原则如下:

1. 速发优于迟发 即当同时出现速发型和迟发型热敏穴位时,则以热敏灸感出现潜伏期短,高效激发透热、扩热、传热等热敏灸感的速发型热敏穴位为首选穴。

2. 速发好中选优　即在速发型热敏穴位中进行好中选优,以出现酸、胀、痛感等非热灸感的热敏穴位为首选穴;以热觉灸感指向、到达或经过病所的热敏穴位为首选穴;以较强热敏灸感的热敏穴位为首选穴;以热敏灸感维持时间较长的热敏穴位为首选穴。

3. 迟发好中选优　即当仅仅出现迟发型热敏穴位时进行好中选优,以转化为速发型热敏穴位所需时间较短的迟发型热敏穴位为首选穴,再根据速发好中选优;以一过性透热、扩热、传热等热敏灸感或耐热、喜热、热痛阈高等维持时间较长的迟发型热敏穴位为首选穴;以热敏灸感出现潜伏期长,敏现后热敏灸感维持时间较长的热敏穴位为首选穴。

三、迟发型热敏穴位的激发

针对迟发型热敏穴位产生的不同原因,分别采用以下激发方法,以增加其对艾热刺激的敏感性,促使迟发型热敏穴位转化为速发型热敏穴位,然后进行常灸热敏穴位的好中选优:

因机体整体阳气或施灸局部阳气虚衰,使经气难以振奋、激发所致的迟发型热敏穴位,可先行督脉铺灸或温和灸大椎、膏肓、神阙、关元、肾俞、命门、足三里等强壮穴,每次 40~60 分钟,每天 1 次,以提高机体整体经气水平,从而促使迟发型热敏穴位转化为速发型热敏穴位,一般艾灸 5~20 次,再采用施灸手法。

因施灸局部的寒湿痰瘀等阴邪或病理产物导致局部形成水肿、条索状结节、块状筋结、筋膜粘连、肌肉痉挛、瘀血阻络,使经络严重阻塞,致经气运行不畅,甚至日久化热,形成湿热,可能会出现施灸局部恶热的假象。以上因素所致的迟发型热敏穴位,可先选用熨灸、筋膜松解术、刺络拔罐、刺络放血、麦粒灸、针刀等手段疏通经络,以减轻施灸局部经气运行的阻力,然后采用雀啄灸、循经往返灸等动灸手法加强敏化,每次 40 分钟,每天 1 次,以温通局部经络,促使迟发型热敏穴位转化为速发型热敏穴位,一般 5~20 次,再采用施灸手法。

四、常灸的施灸频次模式

常灸是一种需要坚持数月或数年的主动灸,有施灸频次、单次施灸时间与疗程施灸时间等灸量要求,不同病证不同个体不同穴位的常灸灸量因人而异,依据常灸热敏穴位的施灸频次可以将常灸分为以下几种模式:

(一) 常灸的密波模式

每次艾灸 40~45 分钟,每日艾灸 1 次,每周艾灸 6~7 次,坚持总施灸时间不少于 3 个月。一般适用于虚寒证。(图 6-5)

(二) 常灸的疏波模式

每次艾灸 40~45 分钟,隔日艾灸 1 次,每周艾灸 3~4 次,坚持总施灸时间不少于 3 个月。一般适用于郁热证。(图 6-6)

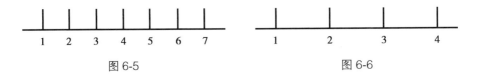

图 6-5   图 6-6

(三) 常灸的断续波模式

每次艾灸 40~45 分钟,每日艾灸 1 次,每周先连续艾灸 4~5 次,休息 2~3 次后再连续艾灸 4~5 次,如此反复进行施灸,坚持总施灸时间不少于 3 个月。一般适用于瘀证。(图 6-7)

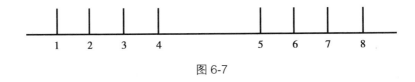

图 6-7

(四) 常灸的疏密波模式

连续密波与连续疏波交替进行施灸,疏、密交替持续的施灸时间为各 1 周,如此反复交替进行,坚持总施灸时间不少于 3 个月。一般适用于虚实夹杂证。(图 6-8)

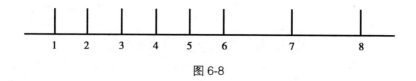

图 6-8

以上常灸模式针对不同的疾病,因病因人因穴而异,根据个体化的热敏穴位复敏速率及消敏规律选择。

五、常灸的简易工具

简便灸具的合理使用是坚持常灸的必要条件。一般来说,市场上已有各种灸具,只要合理选择都能使用,只是有疗效差别。使用者选择时应把握一个基本原则,那就是热度调节及时和方便,施灸面积适中,在施灸部位的皮肤表面能形成均匀的温度场梯度,这样才能有利于激发得气。居家灸时建议配备微型净烟装置,以保持一个舒适的环境。下面分别介绍一下作者常用的居家灸工具。

(一) 灸头

如图 6-9、图 6-10,这是一种可以手持操作,也可以通过简易支架固定施灸的悬灸装置。具有安全、热力强、热效率高(直径 2.5cm、长度 4cm 艾炷能燃 40 分钟)、不掸灰及易于激发得气等特点。包括艾炷推进器 1、外管 2、半球

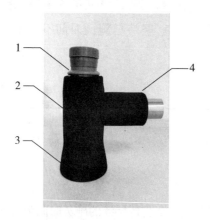

图 6-9

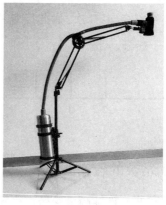

图 6-10

形反射罩 3、艾烟导出口 4。艾炷推进器 1 嵌入到外管 2 内,外管 2 下端连接半球形接灰网。艾炷固定在艾炷推进器 1 下端,随着艾炷燃烧,弹簧装置将艾炷往下推进,始终保证了在半球形接灰网内燃烧的艾炷位于半球形反射罩 3 的焦点位置,保持了灸疗温度的相对稳定。半球形反射罩 3 是采用球凹面聚热原理,将艾炷燃烧产生的热量(一种宽谱红外线)通过物理反射聚焦热射线照射穴位,提高了艾炷的热利用率。艾烟导出口 4,可通过软管连接消烟器使艾烟导出净化处理。

(二) 灸盒

如图 6-11、图 6-12,这是一种单元式温度可调的悬灸装置,由上盒 4 和下盒 5 组成,上盒 4 嵌入到下盒 5 内。上盒 4 顶面设置圆形的安装孔,孔内设置燃烧单元。燃烧单元包括升降管 1 和固定管 2,固定管 2 的上下端均为敞口结构,升降管 1 通过嵌入的方式进入固定管 2 内。艾炷安装在升降管 1 下端的敞口处,升降管 1 可以在固定管 2 内通过外力调整高度,从而能够方便调节艾炷的升降,达到最佳的施灸热度,实现高效激发得气。上盒 4 内部倾斜设置热反射板,热反射板固定在上盒 4 内部的左右前后四壁上,能够提高艾炷的热利用率及达到最佳施灸部位的温度梯度。下盒 5 的上下两端均为敞口结构,并且其内部为中空结构,设置不锈钢的网栅结构的接灰网,防止艾灰掉落烫伤皮肤。

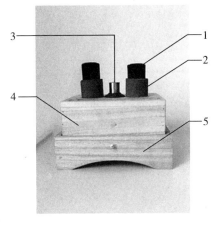

图 6-11

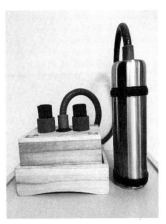

图 6-12

（三）微型净烟器

如图 6-13、图 6-14。为方便出诊、病床旁临时使用与居家灸，作者研发了微型净烟器。微型净烟器体积小（1 500ml 保温杯大小），重量轻，效果好，携带方便。在净烟方面有以下特点：①精准净化，按艾烟成分逐级分别处理，先过滤艾烟当中含量较多的焦油，再吸附分解气态有害物如酚类、萘类等，排出达标气体，做到了消烟净味。②超静音，不会给环境带来噪音的影响。③艾烟受热上升的压力与微型净烟器导入艾烟的压力相符，从而保证了艾炷的自然燃烧。

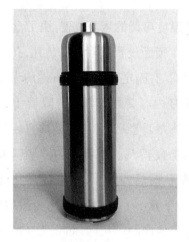
图 6-13

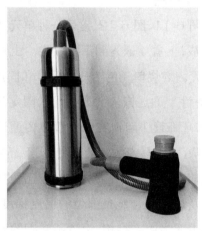
图 6-14

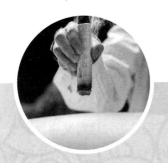

第七章　常灸的十六字诀

常灸的操作技术关键可用"十六字诀"来概括:探感分型、辨敏分级、量以敏定、常灸效奇。前两句是有关施灸灸位的操作技术关键,后两句是有关施灸剂量的操作技术关键。

一、探　感　分　型

是指通过探查明确不同部位的灸感特征从而确定常灸热敏穴位的不同分型。常灸的初始环节是找准慢病相关的热敏穴位,而热敏穴位的类型分为速发型和迟发型两大类,不同类型的热敏穴位对艾热刺激表现的灸感特征不同,其灸疗操作亦存在差异,故常灸的热敏穴位必须通过探感分型确定,即以六种热敏灸感的出现特征为判断依据,如果对艾热刺激异常敏感,热敏灸感显现潜伏期短,热敏灸感维持时间较长,则该部位为速发型热敏穴位;如果施灸初期对艾热刺激不甚敏感,热敏灸感显现潜伏期长,或呈现一过性、短暂的透热、扩热、传热等热敏灸感,或施灸局部呈现喜热、耐热、热痛阈高等现象,若采用相关预激发方法,亦可转化为速发型热敏穴位,则该施灸部位为迟发型热敏穴位。

二、辨 敏 分 级

是指当慢病中多个不同穴位同时发生热敏化时,不同热敏穴位对艾热刺激敏感性的级别不同,故需要对其加以分析辨别,从而选取最佳热敏穴位施灸。不同的热敏灸感携带了不同的艾灸治疗信息,尽管表明这些穴位都是热敏穴位,但是这些穴位对艾热刺激的敏感程度不同,决定了其灸疗疗效存在差异,故有首选与后选不同级别之分,这些需要我们按以下三原则进行辨敏分级:①速发优于迟发,即当同时出现速发型和迟发型热敏穴位时,则以热敏灸感出现潜伏期短,高效激发透热、扩热、传热等热敏灸感的速发型热敏穴位为首选穴。②速发好中选优,即在速发型热敏穴位中进行好中选优,则以出现酸、胀、痛感等非热灸感的热敏穴位为首选穴;以热觉灸感指向、到达或经过病所的热敏穴位为首选穴;以较强热敏灸感的热敏穴位为首选穴;以热敏灸感维持时间较长的热敏穴位为首选穴。③迟发好中选优,即当仅仅出现迟发型热敏穴位时进行好中选优,则以转化为速发型热敏穴位所需时间较短的迟敏穴为首选穴,再根据速敏优中选优;以一过性透热、扩热、传热等热敏灸感或耐热、喜热、热痛阈高等维持时间较长的迟敏穴为首选穴;以热敏灸感出现潜伏期长,敏现后热敏灸感维持时间较长的热敏穴位为首选穴。

三、量 以 敏 定

是指热敏穴位常灸的灸量因人因病因穴而异,是以个体化的热敏灸感消失为度的消敏时间而确定施灸剂量。常灸施灸剂量由施灸频次、单次灸量和疗程灸量共同组成,三者缺一不可。常灸的施灸频次是由热敏穴位的复敏速率决定的,即以热敏穴位消敏到热敏穴位再次敏现的速率确定个体化施灸次数,平均每周施灸次数≥3 次。常灸的单次灸量是以每次给予艾热刺激的量达到个体化的热敏灸感消失或消退为最佳灸量,由于不同热敏穴位单次施灸时从热敏灸感产生透热、扩热、传热、身烘热、喜热、肢端热、非热觉、面红额汗出、皮肤扩散性潮红、胃肠蠕动至热敏灸感消失所需要的时间是不同的,从 10 分钟至 200 分钟不等,这就是热敏穴位的最佳个体化单次施灸剂量,平均单次施灸剂量为

45 分钟左右。常灸的疗程灸量以与疾病相关的热敏穴位的热敏灸感完全消失的消敏灸量为最佳充足灸量,一般为数月到数年,平均疗程灸疗剂量≥3 个月。

四、常 灸 效 奇

由于慢病热敏穴位的消敏灸量时程较长,需要给予穴位充足的艾灸时间才能达到有效的刺激量与灸疗效应,故慢病治疗需要一定频次的连续性的经常灸,才能发挥持续、长时程的灸疗效应,否则常灸将事倍功半。因此,慢病常灸是一场"持久战",必须持之以恒地坚持 3 个月至数年的科学、规范的主动常灸,才能够获得奇特的艾灸疗效,这就要求患者正确认识慢病与常灸的关系,使患者必须拥有战胜慢病的强烈信心,才能始终保持耐心常灸,这是慢病常灸效奇的保证。

附:常灸的操作流程

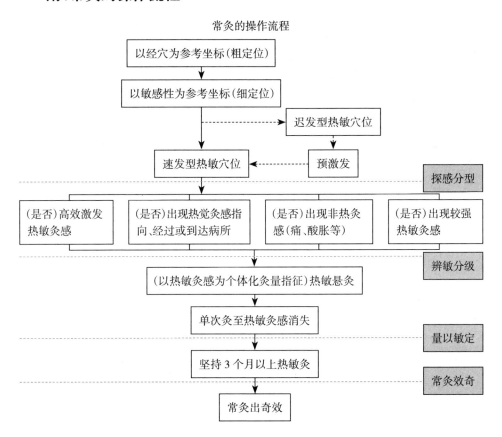

常灸的操作流程

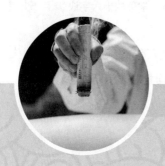

第八章 常灸的适应病证

常灸具有温补阳气、温化寒湿、温经通络、温养心神等作用,临床中凡出现迟消型热敏穴位的虚、寒、湿、瘀等病证均适合常灸。

目前我们临床研究表明,常灸对虚、寒、湿、瘀证候的沉疴痼疾、慢病顽疾有较好的疗效,如慢性支气管炎、支气管哮喘、高血压病、风湿性心脏病、糖尿病、消化性溃疡、功能性消化不良、肠易激综合征、慢性腹泻、功能性便秘、肠系膜淋巴结肿大、慢性肾衰竭(尿毒症期)、男性性功能障碍、慢性前列腺炎、前列腺增生、原发性痛经、慢性盆腔炎症、脑梗死、阿尔茨海默病、偏头痛、失眠、过敏性鼻炎、荨麻疹、体虚感冒、慢性疲劳综合征、颈椎病、腰椎间盘突出症、肩周炎、膝关节骨性关节炎、半月板损伤、肌筋膜疼痛综合征、晚期肿瘤等病证。

慢病需要常灸,这与慢病病机及慢病患者穴位敏化特点有关。

一、慢病多阳虚,阴证宜常灸

我们的临床研究发现,沉疴痼疾、慢病顽疾的中医证候普遍呈现"阳常不足,阴常有余"的特点。"阳常不足"是指患者常处于阳气不足或阳气亏虚的状态,"阴常有余"是指阴邪(寒湿痰瘀)为病的普遍性,两者常形成阳虚生阴邪、阴邪伤阳气的病理循环。随着当今社会人们生活方式的改变,现代人伤阳损阳的机会明显增加,加速了机体阳气耗损,故现代人以阳气不足或阳气亏虚为多见。因而,人体阴阳有余、不足发生了较大偏颇,导致现代疾病谱的中医证候特点也发生了根本性变化。如暴饮暴食、嗜食生冷水果、冰镇冷饮,严重损伤脾胃阳气;空调的广泛使用导致寒邪直入肌肤、腠理、筋脉、骨节,甚至侵犯五脏六腑,乃成沉疴顽疾;房事不节则肾精亏虚,精亏则阳气不固,导致肾阳亏损;工作繁忙、竞争激烈、生活压力大、欲望与烦恼不断增多,且习惯于长期熬夜,常常处于过度劳倦状态,久而久之耗损真阳,导致阳气慢性亏损;而长期处于疲劳状态又导致阳气无力入阴,容易造成失眠,导致阳不归根,加速阳气的耗损。此外,不当地使用药物也是伤阳耗阳的重要原因,如抗生素多属寒凉,滥用抗生素则伤阳损阳;长期使用激素则透支肾阳;许多化学药物性属苦寒,长期使用必伤阳伐正;近年来滥用苦寒清热中药颇为盛行,若长期误用清热养阴药则有损阳气。

机体阳气虚衰,则阴寒内生,阳虚不能蒸腾气化津液,则湿聚成痰,阳虚无力推动血行,则瘀血内停。寒有收引、凝滞之性,可使气机收敛,易致气血运行不利,经脉闭塞不通;湿邪有重浊、黏滞之性,易与其他病邪相兼,如形成风湿、寒湿、湿热等,其致病广泛,缠绵难除;痰邪有黏滞、流动、变化无端之性,痰多夹瘀,痰生百病;寒湿痰瘀凝结,缠绵难除,严重阻塞经络,导致脏腑功能失调,若发病日久,则形成有形之阴邪,甚至伴有形态学改变,常常形成各种迁延难愈的慢性疾病。因此,现代人的诸多不良生活方式使阳虚之证多见,而阳虚生阴邪,阴邪伤阳气,加之正邪交争必耗阳,而阳虚又复生阴邪,从而形成阳愈虚、阴愈盛的恶性循环,故疾病迁延难除、日久病位渐深、病机复杂,这就是现代疾病谱中沉疴痼疾、慢病顽疾多为治疗棘手的根本原因。

由于慢病多为阳虚阴证,而阴证多属寒,根据"寒者热之"的中医治疗学原则,因此,慢病不远温,温法是治疗慢病之大法。《素问·异法方宜论》曰"脏寒生满病,其治宜灸焫",灸能温补阳气、温化寒湿、温经通络、温养心神,可见灸法是外治法中治疗阴证的首选方法。慢病病程长、病机杂,其虚寒痰凝湿瘀等阴邪的形成过程犹如冰冻三尺,非一日之寒。要融化"三尺冰冻"之阴邪,必常灸则阴邪化,只有常灸才能使机体的阳气得到补充,阳气充盛则寒湿痰瘀等阴邪得以温化,经络得以温通,使紊乱的脏腑功能恢复正常。因此,常灸是促进慢病康复的新途径。

二、慢病穴迟消，敏消需常灸

近年来，我们的临床灸疗研究结果表明，在对许多沉疴痼疾、慢病顽疾进行施灸的过程中，除了出现我们已经报道的速发型灸疗热敏现象，如透热、扩热、传热、非热觉等，还发现以下一些特殊的灸疗热敏现象：

①施灸初期体表相关穴位对艾热刺激仅呈现一过性的、短暂的透热、扩热、传热等热敏灸感，或施灸局部呈现喜热、耐热、热痛阈高等特征。②对这些穴位进行常灸，其敏感性逐渐增高，热敏灸感潜伏期缩短，从而呈现稳定的、持续的透热、扩热、传热等速发型热敏现象。③对速发与迟发热敏现象的穴位施灸，达到消敏灸量的施灸疗程均较长，短则 3 个月，长可达数年。

我们观察了 256 例慢病患者，敏消时间较长的出现率达 80%，我们称这种热敏现象为迟消现象，该类穴位被称为迟消型热敏穴位，这与慢病虚寒痰凝湿瘀的病机密切相关。穴位热敏是机体发出的一种需求信号，随着满足机体的灸量需求，穴位热敏才会逐渐敏消。因此，穴位敏消是机体需求是否满足的一个外在表现，也是机体自身调节功能是否充分调动的一个标志。正是由于慢病穴位的迟消特点，决定了慢病施灸必须常灸，即多次、反复的经常灸，才能保证其充足的敏消灸量，故慢病的迟消型热敏穴位施灸是一个"滴水穿石"的过程。水滴对于坚硬的石头是微不足道的，但是水滴目标专一、循序渐进，久而久之，水滴的累积过程由量变到质变，从而将坚硬的石头滴穿。对于慢病迟消型热敏穴位的敏消过程，一次的艾灸对于漫长的敏消时间来说是微不足道的，但经过多次、反复的常灸，随着敏消灸量的累积，从而产生量变到质变的奇特疗效。

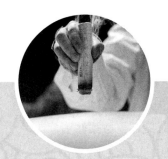

第九章　常灸的注意事项

为了规范常灸操作,规避操作中不安全因素,保证疗效充分发挥,需要注意以下事项。

一、施　灸　前

自灸或家人灸前应充分得到医生的指导,了解常灸的知识,提高思想认识,坚定持之以恒施灸的信心,从而充分发挥常灸疗效。

二、施　灸　中

1. **不宜施灸部位**　艾灸具有良好的温经通络作用,孕妇的腹部、腰骶部及下肢足三阴经穴位与子宫的神经节段关系紧密,因此这些部位在怀孕早期应慎灸。常灸是以被施灸者的灸感为指征来确定施灸穴位的准确位置,感觉障碍、皮肤溃疡处均会影响被施灸者感知灸感,因此初灸者这些部位应慎灸,以避免灼伤。

2. **不宜施灸状态**　过饥、过饱、过劳、大汗、酒醉等状态不仅会影响被施灸者对灸感的判断与表述,而且会影响机体正气的激发,因此不宜施灸,以避免发生晕灸。

3. **不宜施灸对象** 灸感表达障碍者由于不能准确表述灸感,因此初灸者要慎重施灸,以避免灼伤,或严格控制施灸时间来保证安全施灸。

4. **不宜施灸病证** 慢病患者在常灸过程中,如出现急性病证,应急则治其标,待病情稳定后再根据具体情况制定施灸方案,以避免延误急症的治疗。

5. **施灸艾条** 艾材的选择直接影响艾灸的疗效。艾绒纯净,热力温和,不刚烈,有利于激发热敏灸感,促进气至病所,充分发挥艾灸疗效。艾条卷制应松紧适宜,避免燃烧时火星掉落烫伤皮肤或烧坏衣物。每次施灸结束后,须将燃着的艾条及时熄灭,以防复燃。

6. **施灸环境** 施灸时环境温度应保持在24~30℃为宜。施灸时需要暴露施灸部位皮肤,外界环境温度过低,容易受寒。而且人体出于自我保护的本能,体表穴位会处于关闭状态,不易产生经气传导,影响疗效的发挥。因此施灸过程中环境温度不宜低于22℃,以体感舒适为佳。艾灸环境应通风良好,或设有排烟、消烟装置,避免空气中艾烟浓度过高。目前虽未证实艾烟对人体有伤害,但是室内大量艾烟会造成眼睛、口鼻、咽喉的不适。

7. **施灸的皮温** 施灸皮温应控制在41~43℃之间。温度过高易发生灼伤,温度过低不易激发热敏灸感。

8. **施灸时间** 施灸时每穴每次施灸时间以热敏灸感消失或消退为度,热敏灸感消失后不宜继续施灸,以避免出现"上火"反应。

三、施 灸 后

施灸后2小时内均应注意保暖,不宜洗澡。宜温饮,少劳作。施灸后,人体表面毛孔张开,容易感受风邪、寒邪,因此要注意保暖避寒,2小时内不宜洗澡。宜温饮,暖胃补津。少劳作,以护养艾灸过程中祛邪通络消耗的正气。

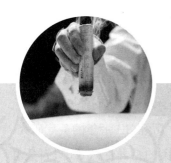

第十章　常灸疗效的影响因素

常灸是坚持数月或数年的科学、规范、经常的主动热敏灸，这是一场"持久战"，这就要求被施灸者必须正确认识常灸疗效的影响因素，才能发挥最佳疗效。常灸是通过艾热刺激体表热敏穴位，充分调动机体自身的调节系统实现的，必然受到各种内外因素的影响。影响常灸疗效的因素概括为"一个关键七个要素"，一个关键是指艾灸必须得气，七个要素是指施灸部位、施灸剂量、施灸热度、施灸面积、施灸手法、施灸状态、施灸方式。两者的关系是艾灸得气是影响常灸疗效的核心，七个要素均为影响艾灸得气的因素。

一、影响常灸疗效的一个关键

艾灸强调得气，气至而有效是艾灸疗法的精髓，这也是常灸发挥疗效的关键。艾灸得气是机体对艾热刺激产生的需要信号，是机体内源性抗病机能调动的标志，是艾灸穴位产生"四两拨千斤""小刺激大反应"的关键，能显著提高灸疗疗效。同时，艾灸得气也是人体阳气得到补充的表现，是人体正气祛除邪气的过程，是人体经络正在温通的标志，是人体心神得到温养的感应。

长期以来，艾灸得气常常被临床医生忽视，以致艾灸疗效难以提高，甚至出现"但见针治病，不闻艾绒香"的灸疗萎缩现象。古人使用灸法，必火足气到，始能求愈,强调艾灸必须得气。笔者团队系统研究了艾灸得气的规律,发现艾灸得气是指被施灸者在艾灸过程产生的与疗效相关、舒适的心身感应,而不是艾灸局部的、表面的热感,其具体表现有:透热、扩热、传热、烘热、喜热、肢端热、非热觉、面红额汗出、皮肤扩散性潮红、胃肠蠕动等。历经 30 余年的灸疗研究,团队发现了人体的第四类穴位——热敏穴位,即艾灸的特异性穴位,只有灸准了热敏穴位,艾灸得气才能高效激发,灸疗疗效潜力才能显著提高,这是充分发挥常灸疗效的关键。我们反复观察到,医生灸与自灸、家人灸比较,手工灸与简易工具灸比较,发挥疗效的时间确实有很大差异,前者效果好,很大程度上就是得气效率的差别。

二、影响常灸疗效的七个要素

(一)施灸部位

穴位是艾灸的施灸部位,穴位的精准定位是施灸的始动环节。我们通过大样本、多中心的随机对照研究表明,热敏穴位是灸疗的特异性穴位,是灸疗的最佳选穴。然而,热敏穴位的施灸位点并非总是出现在针灸学教科书中所标定的穴位标准位置上,许多是“动态”的、“旁开”的,这就要求探敏定位、精准定位热敏穴位很重要。

(二)施灸剂量

由单次灸量、施灸频次和疗程灸量共同组成,三者缺一不可。常灸的单次灸量是以每次给予艾热刺激的量达到个体化的热敏灸感消失或消退为最佳灸量;施灸频次是由热敏穴位的复敏速率决定的;疗程灸量是以疾病相关的热敏穴位的疗程消敏灸量为最佳充足灸量。由于慢病病程缠绵、迁延难愈、反复发作的病理特点,决定了其穴位热敏以迟消型热敏穴位为主,只有单次灸量、施灸频次和疗程灸量三者均满足机体自身的灸量需求,保证其充足的敏消灸量,才能获得由量变到质变的奇特灸效。

（三）施灸热度

是指施灸时被施灸者耐受的艾热强度，其强度并非越强越好，而适宜的艾热强度有助于激发艾灸得气，提高灸疗疗效。其强度按不同的温度等级分为温、热、烫三种，一般施灸时被施灸者以感受舒适的热而不烫为宜，按照既往我们研究揭示的临床规律，激发艾灸得气的较佳艾热强度为皮肤温度42℃左右。

（四）施灸面积

是指艾热刺激穴位的有效面积，由艾条的有效面积与穴位敏化面积决定，这也是保证灸疗疗效的重要因素之一。临床研究表明，并非艾条越粗，施灸面积越大，灸疗疗效越好，而施灸面积必须与敏化面积相匹配才能达到最佳疗效。

（五）施灸手法

是指施灸过程中的操作手法，分为静灸和动灸两类手法。选择合适的操作手法是高效激发经气、气至病所的关键因素之一。静灸手法包括单点温和灸和双点温和灸，适合于正气较虚的热敏穴位；动灸手法包括回旋、雀啄、循经往返等，适合于邪气较实的热敏穴位。

（六）施灸状态

包括被施灸者的心神状态与穴位状态，这是影响热敏灸发挥作用的一个重要因素。

人体是一个有机的整体，其生理功能、病理反应均受到心神状态的影响。现代心理生物学研究表明，作为神经－内分泌系统轴心的下丘脑－垂体－靶腺激素系统是心神状态影响躯体生理、病理过程的解剖学基础，即心神状态通过神经－内分泌系统对人的生理产生影响。此外，心神状态还可以通过影响自主神经系统的功能，影响内脏功能和免疫功能。热敏灸是通过激发机体固有的生理调节功能，产生热敏灸调节效应，因此热敏灸效应也必然受心神状态的影响。研究表明，心神状态明显影响热敏灸感激发率，从而影响灸疗效应。如心神安定者，表现为乐观、积极、愉悦的正性情绪，热敏灸感激发率明显提高，热敏灸效应显著增强；相反，心神不安者，表现为情绪低落、忧虑、紧张的负性情绪，热敏灸感激发率明显降低，热敏灸效应明显减弱。施灸时还应指导患者意守灸感处，以体验"得气"感应，保持良好的守神状态也是提高灸疗疗效的关键因素之一。

穴位状态，或称穴位的功能状态，即穴位的反应性。反应性是生命机体的一个基本特性。穴位的反应性即指穴位对外界针灸刺激呈现不同强度反应的固有特性。相同的针灸刺激，由于穴位的反应性不同，可呈现出不同强度的反应，如果呈现的反应大，我们称反应性高；反之，称反应性低。由于穴位是针灸取得疗效的始动环节，因此，穴位反应性的高低与疗效密切相关。灸疗临床研究表明，穴位状态(反应性)有敏化态与静息态之别，敏化态即高反应性状态，静息态即相对低反应性状态。敏化态的热敏穴位(即较高的反应性穴位)对艾热刺激呈现"小刺激大反应"。故重视穴位状态即反应性，是提高灸疗疗效的有效切入点，这也是充分发挥常灸疗效的关键。

(七) 施灸方式

包括医生灸或医生指导下自灸或医生指导下家人灸、手工施灸或简易工具施灸等方面。医生指导下自行艾灸或家人灸，对于促进慢病康复、强身健体确有疗效，但与正规医院由专业医生亲自操作艾灸相比有较明显的疗效差别。简易工具施灸也是有效的，但与手工施灸相比，更有明显的疗效差别。我们在热敏灸小镇推广的医生指导下的村民自灸或家人灸及一部分村民采用简易工具施灸的方式，数据表明他们的取效时间明显延长，正说明这一点。

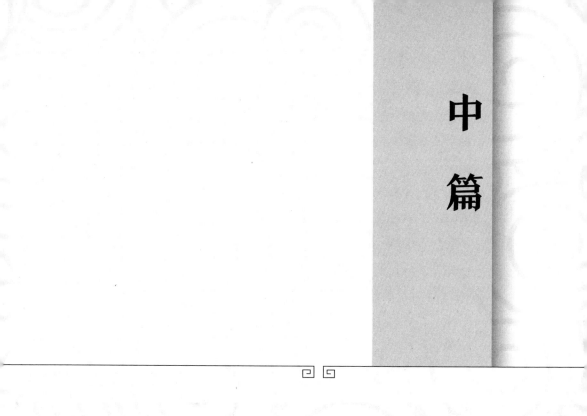

中 篇

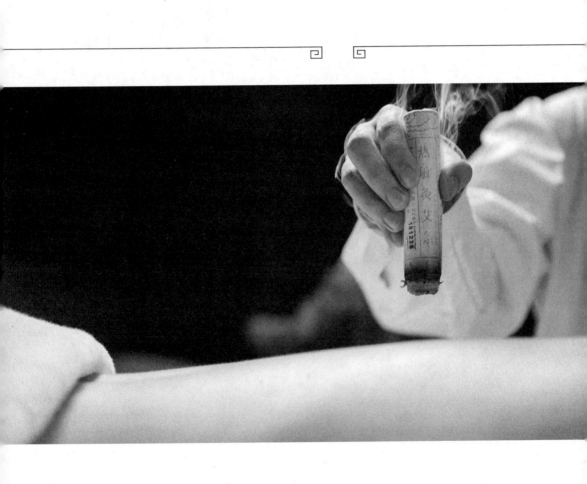

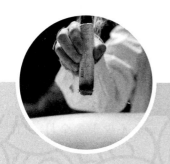

第十一章 常灸的临床应用

第一节 支气管哮喘

支气管哮喘,多见反复发作性的喘息、气急、胸闷或咳嗽等症状,常在夜间或清晨发作、加剧。本病发病原因复杂,粉尘、花粉、螨虫、鱼虾、药物、寄生虫、动物皮毛、刺激性气体、温度急剧变化、过度疲劳等都可诱发。

中医学认为哮喘的发生为宿痰内伏于肺,复加外感、饮食、情志、劳倦等因素,以致痰阻气道,肺失宣肃,肺气上逆而致本病。

一、临床表现

1. 病人多有过敏史或家族遗传史。症状为反复发作性喘息、呼吸困难、胸闷或咳嗽。本病多与接触变应原、冷空气、物理、化学性刺激有关。

2. 发作时双肺在呼气过程可听到散在或弥漫性的哮鸣音,呼气时间延长。

3. 上述症状可经治疗缓解或自行缓解。

二、常 灸 方 法

按照常灸"十六字诀"进行科学、规范、持之以恒施灸不少于 3 个月,可在医生指导下自灸、家人灸或使用简易工具灸。

(一) 常灸选穴

大椎、至阳、命门、肺俞、膻中、中脘、神阙。

(二) 常灸操作

1. 大椎、命门穴(图 11-1-1)区探感定位,找准热敏穴位,可觉热感沿头项背腰部督脉传导。

2. 至阳穴(图 11-1-1)区探感定位,找准热敏穴位,可觉热感向胸腔深透或胸腔内舒畅感。

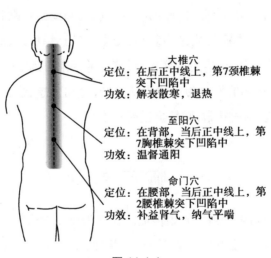

大椎穴
定位:在后正中线上,第7颈椎棘突下凹陷中
功效:解表散寒,退热

至阳穴
定位:在背部,当后正中线上,第7胸椎棘突下凹陷中
功效:温督通阳

命门穴
定位:在腰部,当后正中线上,第2腰椎棘突下凹陷中
功效:补益肾气,纳气平喘

图 11-1-1

3. 肺俞穴(图 11-1-2)区探感定位,找准热敏穴位,可觉热感透至胸腔或胸前区或扩散至整个背部并向上肢传导。

4. 膻中、中脘穴(图 11-1-3)区探感定位,找准热敏穴位,可觉热感透至胸腹腔内或出现表面不(微)热深部热现象。

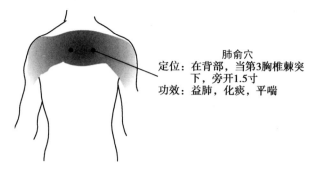

肺俞穴
定位：在背部，当第3胸椎棘突
下，旁开1.5寸
功效：益肺，化痰，平喘

图 11-1-2

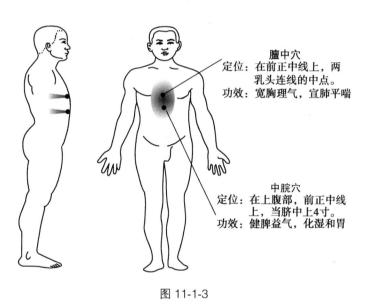

膻中穴
定位：在前正中线上，两
乳头连线的中点。
功效：宽胸理气，宣肺平喘

中脘穴
定位：在上腹部，前正中线
上，当脐中上4寸。
功效：健脾益气，化湿和胃

图 11-1-3

5. 神阙穴（图 11-1-4）区探感
定位，找准热敏穴位，可觉热感透至
腹腔或向腰两侧出现带脉感传。

（三）常灸疗程

　　每次选取上述 1~2 组热敏穴
位，每次治疗不少于 40 分钟，在穴
位热敏灸感消退后不宜继续施灸，
平均每周施灸不少于 3 次，坚持艾

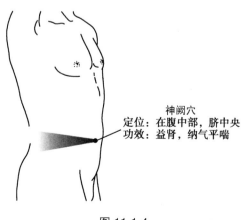

神阙穴
定位：在腹中部，脐中央
功效：益肾，纳气平喘

图 11-1-4

灸不少于 3 个月。

三、验 案 举 例

案例 1：王某，女，69 岁，10 年前因受寒或闻及异味后出现呼吸困难，气憋，胸闷、平卧不能，平素纳食尚可，寐差，不易入睡，二便平。至当地医院就诊，诊断为支气管哮喘。发作时用沙美特罗替卡松粉吸入剂治疗后症状缓解，但每逢冬春季节天气变化或闻及异味时发作。

于 2016 年 3 月开始进行艾灸，在医生指导下在家使用简易艾灸工具自灸。艾灸肺俞穴时，感热流向胸腔渗透，同时腋部温热舒适。艾灸膻中、中脘穴时，感热流向胸腹腔渗透，渐深透至后背，并微微出汗。每次选取上述热敏穴位 1~2 组，每天艾灸 1 次，每次 40~60 分钟，每周 4~6 次。坚持施灸 2 个月后，患者感胸闷减轻，呼吸更顺畅，但受寒后仍易诱发。医生鼓励患者坚定常灸信心，养成常灸习惯。艾灸 4 个月后明显更耐风寒，受寒后诱发呼吸困难的次数显著减少。按上法继续坚持自灸 17 个月后，呼吸困难、气憋、胸闷等症消除，且精力较好，耐疲劳，走路有劲，上 3 楼不气喘，更耐风寒，不易感冒，吃饭更香，容易入睡。2 年后随访，效果稳定。

案例 2：孙某，女，47 岁，2 年前因天气变化诱发呼吸困难，胸闷气短，无明显咳嗽、咳痰，纳寐差，入睡困难，平素神疲乏力，易感冒。至当地医院就诊，诊断为支气管哮喘。每逢天气寒冷时诱发，予沙丁胺醇治疗后症状缓解，但仍反复发作。

于 2017 年 5 月开始进行艾灸，在医生指导下使用简易艾灸工具自灸。艾灸大椎、至阳穴时，感艾热渗透至胸前区。艾灸膻中、中脘穴时，感热流徐徐向胸腹腔渗透。每次选取上述热敏穴位 1~2 组，每天艾灸 1 次，每次 40~60 分钟，每周 4~6 次。自灸 2 个月后，患者神疲乏力症状改善，但仍呼吸困难，胸闷气短症状无明显改善。每次施灸时患者感全身烘热舒适，遂按上述方法坚持自灸 4 个月后，呼吸困难、胸闷气短等症状明显缓解。患者养成常灸习惯，坚持自灸 14 个月后，呼吸困难、胸闷气短等症消除，且精力较好，耐风寒，上楼不气喘，不易感冒，吃饭香，容易入睡。2 年后随访，效果稳定。

［按语］

1. 常灸对慢性持续期哮喘具有满意疗效,如合并其他心肺疾病所致的喘息、胸闷、咳嗽症状,要积极治疗原发病。

2. 对于反复发作的支气管哮喘患者,应重点常灸肺俞、命门、神阙以益肺强肾,不仅有效改善症状,还可以强身健体,减少发作频次或预防复发。

第二节　慢性支气管炎

慢性支气管炎是指气管、支气管黏膜及其周围组织的慢性非特异性炎症,临床表现为长期咳嗽、咳痰或伴有喘息,每年至少发病 3 个月以上,连续 2 年或 2 年以上。体质虚弱者、老年人患病率较高。此外,长期吸烟,烟雾、粉尘或空气污染,气温突变可诱发此病。

本病属中医学"咳嗽"范畴,多为内伤咳嗽,是由于外邪侵袭肺系,或脏腑功能失调,内邪干肺,引起肺气亏虚,影响脾肾所致。

一、临床表现

1. 慢性咳嗽、咳痰,痰液多为白色泡沫状,合并有感染的可见黄色或黄绿色脓痰,每年持续 3 个月或以上,连续发作 2 年或更长时间。

2. 发病不足 3 个月而有明确的医院检查依据(如 X 线、呼吸功能测定等)者亦可诊断。

二、常灸方法

按照常灸"十六字诀"进行科学、规范、持之以恒施灸不少于 3 个月,可在医生指导下自灸、家人灸或使用简易工具灸。

(一)常灸选穴

大椎、至阳、命门、肺俞、脾俞、中府、中脘、关元。

（二）常灸操作

1. 大椎、命门穴（图 11-2-1）区探感定位，找准热敏穴位，可觉热感沿头项背腰部督脉传导。

2. 至阳穴（图 11-2-1）区探感定位，找准热敏穴位，可觉热感向胸腔深透。

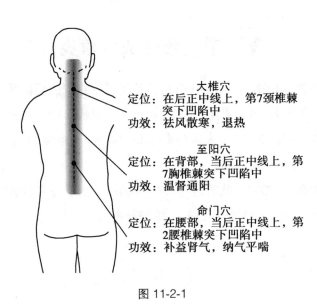

大椎穴
定位：在后正中线上，第7颈椎棘突下凹陷中
功效：祛风散寒，退热

至阳穴
定位：在背部，当后正中线上，第7胸椎棘突下凹陷中
功效：温督通阳

命门穴
定位：在腰部，当后正中线上，第2腰椎棘突下凹陷中
功效：补益肾气，纳气平喘

图 11-2-1

3. 肺俞穴（图 11-2-2）区探感定位，找准热敏穴位，可觉热感透至胸腔或胸前区并向颈项传导。

4. 脾俞穴（图 11-2-3）区探感定位，找准热敏穴位，可觉热感透至深部或扩散至整个腰背部。

肺俞穴
定位：在背部，当第3胸椎棘突下，旁开1.5寸
功效：补肺气，化痰，止咳

图 11-2-2

5. 中府穴（图 11-2-4）区探感定位，找准热敏穴位，可觉热感透至胸腔并传至上肢。

6. 中脘、关元穴（图 11-2-5）区探感定位，找准热敏穴位，可觉热感向胸腹腔渗透至背腰部。

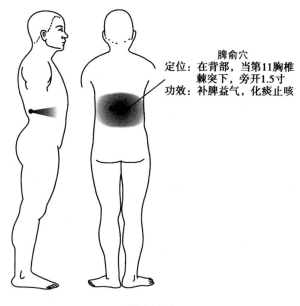

脾俞穴
定位：在背部，当第11胸椎
棘突下，旁开1.5寸
功效：补脾益气，化痰止咳

图 11-2-3

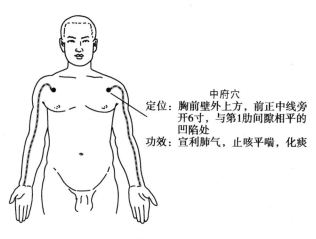

中府穴
定位：胸前壁外上方，前正中线旁
开6寸，与第1肋间隙相平的
凹陷处
功效：宣利肺气，止咳平喘，化痰

图 11-2-4

（三）常灸疗程

每次选取上述 1~2 组热敏穴位，每次治疗不少于 40 分钟，在穴位热敏灸感消退后不宜继续施灸，平均每周施灸不少于 3 次，坚持艾灸不少于 3 个月。

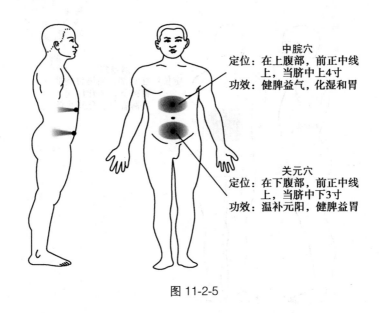

中脘穴
定位：在上腹部，前正中线
上，当脐中上4寸
功效：健脾益气，化湿和胃

关元穴
定位：在下腹部，前正中线
上，当脐中下3寸
功效：温补元阳，健脾益胃

图 11-2-5

三、验案举例

案例 1：殷某，男，62岁，反复咳嗽、咳白痰6年余，天气变冷时易诱发加重。平素体力差、容易疲劳、易感冒，纳寐差。至当地医院就诊，诊断为慢性支气管炎。每当发作时经过药物治疗后症状缓解，但反复发作。

患者因上症严重影响生活质量，于2016年7月开始进行艾灸。医生在患者大椎、肺俞、中脘、关元等穴区探及热敏穴位。当艾灸大椎、肺俞等穴区时，患者感艾热由胸腔渐渐渗透至胸前区；艾灸中脘、关元等穴区时，感热流向腹腔深部渗透。选取上述热敏穴位1~2组，每天艾灸1次，每次40~60分钟，每周4~6次。艾灸半个月咳痰量无明显减少，艾灸1个月后患者疲劳感改善，咳嗽频次、咳痰量稍减少。第2个月开始，按上法在医生指导下由家人帮助患者继续艾灸，患者咳嗽频次、咳痰量逐渐减少。当艾灸3个月后，患者咳嗽、咳痰已明显减轻，更耐风寒了。坚持艾灸6个月后，患者咳嗽明显改善，偶有咳少量白痰，发作次数明显减少，且精力较好，不易疲劳，走路有劲，少有感冒，吃饭香，睡眠好。1年后随访，效果稳定。

案例 2：张某，女，78岁，咳嗽、咳白色泡沫状痰反复发作12年余，平时感觉胸闷、气喘，纳寐差。遂到当地医院诊治，诊断为慢性支气管炎、肺气肿。常年靠药物维持，疗效欠佳。

患者因医疗费用负担重,于 2017 年 6 月开始进行艾灸。医生在双侧肺俞、至阳、中脘等穴区探及热敏穴位。艾灸肺俞穴时,患者感艾热渐渐向胸腔渗透;艾灸至阳穴时,可觉热感沿头项背腰部督脉传导;艾灸中脘时,自觉热感徐徐渗透至胸腹腔,全身温热舒适。选取上述热敏穴位 1~2 组,每天艾灸 1 次,每次 40~60 分钟,每周 4~6 次。艾灸 1 个月后,患者咳嗽频次、咳痰量较前减少,但仍有胸闷、气喘。艾灸 2 个月后,患者咳痰量明显减少,感觉呼吸顺畅,但晨起仍有咳嗽。第 3 个月开始,按上法在医生指导下由家人帮助坚持艾灸巩固疗效,艾灸 6 个月后,患者咳嗽、咳痰症状显著改善,发作次数明显减少,呼吸较顺畅,偶有胸闷,且精力较好,更耐疲劳,走路轻快,耐风寒,少有感冒,吃饭香,睡眠好。1 年后随访,效果稳定。

[按语]

1. 常灸治疗本病急性期能有效改善症状、提高患者生活质量。缓解期常灸肺俞、脾俞、中脘、关元等穴位可强身健体、预防复发或减少发作频率。

2. 本病为慢性病,病程长,短程灸可能效果不明显,坚持常灸才能更好发挥疗效,案例 2 也说明了这一点。

3. 如果本病急性发作期病情较重或合并感染者应采取综合治疗。

4. 避风寒,限烟酒,清淡饮食,避免接触粉尘、烟雾和刺激性物质。

第三节　体虚感冒

体虚感冒是以反复发作、缠绵难愈为特点的一类感冒,主要见于体弱之小儿、妇女、老人,以及患有慢性呼吸道疾病的患者。以鼻塞、流涕、喷嚏、咳嗽、头痛、恶寒发热、全身不适等症状为主。

中医学认为体虚感冒是指患者在感冒时伴有某些"正气虚弱"的表现,多由于脾肺气虚、卫外不固而易于感受外邪,故该病常反复发生、缠绵难愈。

一、临床表现

1. 主要症状有流鼻涕,打喷嚏,鼻塞,有时咳嗽,咽部发干,声音嘶哑,易流泪等。

2. 有的出现全身酸痛,头痛头昏,可有发热或不发热,四肢腰背酸痛等症状。

3. 以上感冒症状反复发作、缠绵难愈。

4. 血象检查白细胞多为正常或减少。

二、常 灸 方 法

按照常灸"十六字诀"进行科学、规范、持之以恒施灸不少于3个月,可在医生指导下自灸、家人灸或使用简易工具灸。

(一) 常灸选穴

上印堂、太阳、风池、风府、大椎、至阳、中脘、神阙、关元、足三里。

(二) 常灸操作

1. 对于流鼻涕、打喷嚏、鼻塞、前额紧痛的风寒感冒,进行上印堂穴(图11-3-1)区探感定位,找准热敏穴位,可觉热感或紧压重感扩散至整个前额;继而对太阳穴(图11-3-2)区进行探感定位,找准热敏穴位,可觉热感扩散至两侧

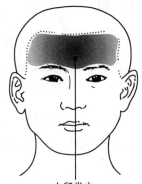

上印堂穴
定位:在额部,当两眉头之中间为印堂穴,在印堂穴上1寸
功效:解表,疏利头目,通鼻窍

图 11-3-1

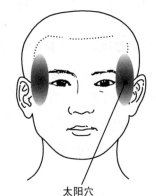

太阳穴
定位:在颞部,当眉梢与目外眦之间,向后约一横指的凹陷处
功效:解表退热,清利头目

图 11-3-2

颞部。

2. 对于头项强痛的风寒感冒,进行大椎、风池穴(图 11-3-3)区探感定位,找准热敏穴位,可觉热感透至深部并扩散至整个头项背部。

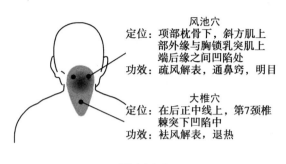

风池穴
定位:项部枕骨下,斜方肌上部外缘与胸锁乳突肌上端后缘之间凹陷处
功效:疏风解表,通鼻窍,明目

大椎穴
定位:在后正中线上,第7颈椎棘突下凹陷中
功效:祛风解表,退热

图 11-3-3

3. 对于恶风、恶寒发热、全身乏力的风寒感冒,分别按序对风府、大椎、至阳(图 11-3-4)区探感定位,找准热敏穴位,可觉热感沿头项背腰部督脉传导。

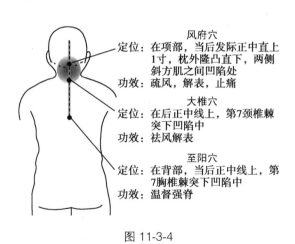

风府穴
定位:在项部,当后发际正中直上1寸,枕外隆凸直下,两侧斜方肌之间凹陷处
功效:疏风,解表,止痛

大椎穴
定位:在后正中线上,第7颈椎棘突下凹陷中
功效:祛风解表

至阳穴
定位:在背部,当后正中线上,第7胸椎棘突下凹陷中
功效:温督强脊

图 11-3-4

4. 体虚感冒者对中脘、神阙、关元穴(图 11-3-5、图 11-3-6)区探感定位,找准热敏穴位,可觉热感透至腹腔内。

5. 体虚感冒者对足三里穴(图 11-3-7)区探感定位,找准热敏穴位,可觉热感深透,或向上或向下沿足阳明胃经传导。

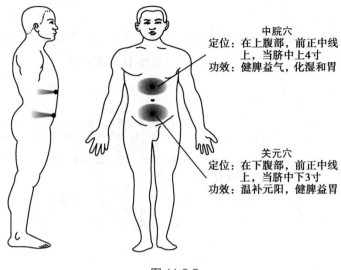

中脘穴
定位：在上腹部，前正中线
上，当脐中上4寸
功效：健脾益气，化湿和胃

关元穴
定位：在下腹部，前正中线
上，当脐中下3寸
功效：温补元阳，健脾益胃

图 11-3-5

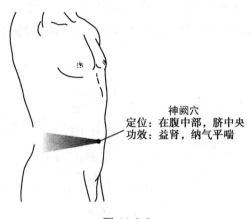

神阙穴
定位：在腹中部，脐中央
功效：益肾，纳气平喘

图 11-3-6

（三）常灸疗程

　　每次选取上述 1~2 组热敏穴位，每次治疗不少于 40 分钟，在穴位热敏灸感消退后不宜继续施灸，平均每周施灸不少于 3 次，坚持艾灸不少于 3 个月。

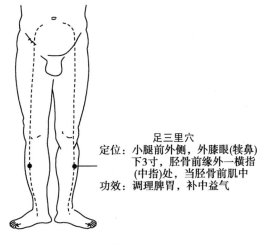

足三里穴
定位：小腿前外侧，外膝眼(犊鼻)
下3寸，胫骨前缘外一横指
(中指)处，当胫骨前肌中
功效：调理脾胃，补中益气

图 11-3-7

三、验案举例

案例 1：庞某，女，38 岁，频繁感冒 4 年，平均每月 1 次，每次持续半月余。每因天气变化出现鼻塞、流清涕、打喷嚏、头痛、全身乏力，体温为 37.5~38.0℃。平素易疲劳，畏风怕冷，纳食少，寐差，易醒。每次感冒发作即口服抗生素，起初症状可缓解，近半年来无明显效果。

于 2017 年 5 月开始在医生指导下使用简易工具自灸。在感冒发作期间选取风池、上印堂等穴区，感冒缓解期选取大椎、至阳、中脘、神阙、关元等穴区。艾灸风池穴时，感热流向深部灌注并逐渐上传至头顶，鼻腔渐通，流涕减少；施灸上印堂穴时，感前额中央重压感，头痛明显减轻，一般按此法艾灸 2~4 次症状即可消除；艾灸背部穴位时，感热流向胸腔渗透，并微微出汗；艾灸腹部穴位时，感热流向腹腔渗透。每次选取上述热敏穴位 1~2 组，每天艾灸 1 次，每次 40~60 分钟，每周 4~6 次。艾灸前 2 个月患者感冒次数无明显变化，患者坚定常灸信心，按上法继续在家自灸。艾灸 3 个月后，患者感冒次数减少为每 3 个月发作 1 次，精气神渐渐提升。坚持艾灸 15 个月，近 1 年感冒仅 3 次，且精力较旺盛，更耐风寒，面色红润，吃饭香，睡眠好。2 年后随访，效果稳定。

案例 2：李某，女，31 岁，形体消瘦，面色萎黄、晦黯，频繁感冒 10 余年，平均每 2 月 1 次。每因天气变化出现头痛、鼻塞、流清涕、打喷嚏、全身乏力、怕冷，诸症持续 10 余天。平素神疲乏力,纳食少,经常腹泻,大便次数多时达每日 5~6 次,寐差,多梦易醒。起初感冒发作时靠口服感冒药、止泻药缓解症状,近 1 年来药物效果不明显。

因上述症状严重影响生活质量,于 2016 年 5 月开始在医生指导下使用简易艾灸工具自灸。当温和灸风池穴区时,感热流如"水柱"向深部灌注,鼻腔渐通,流涕减少。艾灸中脘、神阙、关元等穴区时,自觉有热感向腹腔深部渗透并达腰部。每次艾灸后感鼻塞流涕、头痛明显减轻,一般治疗 3~5 次症状基本消除。在感冒缓解期自灸大椎、至阳、中脘、神阙、关元等穴区,当艾灸背部穴位时,感热流向胸腔渗透,并微微出汗;当艾灸腹部穴位时,感热流向腹腔渗透。每次选取上述灸感最强的热敏穴位 1 组,每天艾灸 1 次,每次 40~60 分钟,每周 4~6 次。艾灸 3 个月后,感冒次数无明显减少。嘱患者坚定常灸信心,自灸 4 个月后感冒次数减少为每 4~5 个月发作 1 次。患者已养成常灸习惯,坚持艾灸 18 个月,近 1 年半仅感冒 2 次,大便成形通畅,且精力较好,更耐风寒,更耐疲劳,面色红润,吃饭更香,体重增加,睡眠好。1 年后随访,效果稳定。

[按语]

1. 常灸对体虚感冒疗效确切。平时常灸大椎、至阳、中脘、神阙、关元、足三里等穴位,有强身健体、预防感冒的作用。

2. 体虚感冒感受风寒所致的急性期,以上印堂、太阳、风池、风府、大椎、至阳、腰阳关等为热敏高发区,治以祛风、解表、散寒。

┃ 第四节 高 血 压 病 ┃

高血压是指在未服用抗高血压药的情况下,持续或非同日三次测血压,收缩压≥140mmHg 和/或舒张压≥90mmHg,即可诊断为高血压。或患者既往有高血压史,目前正在服用抗高血压药,血压低于 140/90mmHg,也可诊断为高血压。

本病属中医学"风眩""眩晕"范畴,与先天禀赋、外感六淫、情志失调、饮食不节、劳倦内伤等有关,病位涉及肝、肾、心、脾,是本虚标实的病证,病之本为肝肾阴阳亏虚,气血失调,病之标为风、火、痰、瘀。

一、临 床 表 现

1. 该病多有家族遗传史。早期可无症状,也可表现为头痛、眩晕、心悸等症状,或伴有失眠、健忘、记忆力减退、注意力不集中、耳鸣、情绪易波动、发怒及神经质等症状。

2. 持续或非同日三次测血压,收缩压≥140mmHg 和 / 或舒张压≥90mmHg。

3. 病程日久可并发靶器官(心脏、大脑、肾脏、血管)损害。

二、常 灸 方 法

按照常灸"十六字诀"进行科学、规范、持之以恒施灸不少于 3 个月,可在医生指导下自灸、家人灸或使用简易工具灸。

(一) 常灸选穴

百会、风府、大椎、至阳、气海、人迎、内关、足三里、涌泉。

(二) 常灸操作

1. 百会(图 11-4-1)穴区探感定位,找准热敏穴位,可觉热感深透至颅内或沿督脉向前向后传导。

2. 风府、大椎、至阳(图 11-4-2)穴区探感定位,找准热敏穴位,可觉热感沿头项部督脉上传至头部,或自觉热感向颅内渗透。

3. 气海(图 11-4-3)穴区探感定位,找准热敏穴位,可觉热感深透至腹腔或沿两侧扩散至腰部。

4. 人迎穴(图 11-4-4)区探感定位,找准热敏穴位,可出现深部热、或扩热、或热感向上肢传导等现象。

5. 内关(图 11-4-5)穴区探感定位,找准热敏穴位,可觉热感深透,或向上或向下沿手厥阴心包经传导。

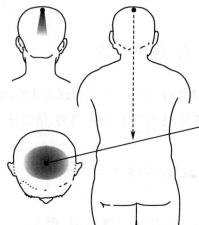

百会穴
定位：在头部，当前发际
正中直上5寸，或两
耳尖连线中点处
功效：宁神，开窍

图 11-4-1

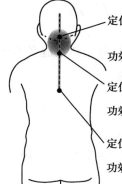

风府穴
定位：在项部，当后发际正中直上
1寸，枕外隆凸直下，两侧
斜方肌之间凹陷处
功效：散风息风，开窍宁神

大椎穴
定位：在后正中线上，第7颈椎棘
突下凹陷中
功效：祛风散寒，益气通阳

至阳穴
定位：在背部，当后正中线上，第
7胸椎棘突下凹陷中
功效：温督通阳

图 11-4-2

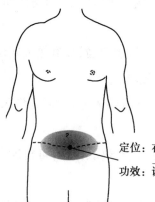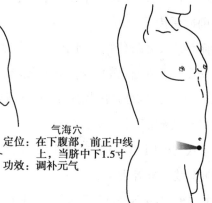

气海穴
定位：在下腹部，前正中线
上，当脐中下1.5寸
功效：调补元气

图 11-4-3

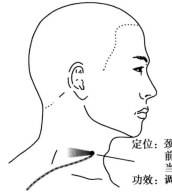

人迎穴
定位：颈部结喉旁，胸锁乳突肌
　　　前缘，颈总动脉搏动处，
　　　当结喉旁1.5寸
功效：调气降逆

图 11-4-4

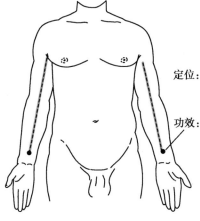

内关穴
定位：前臂掌侧，腕横纹上
　　　2寸，掌长肌腱与桡
　　　侧腕屈肌腱之间，当
　　　曲泽与大陵的连线上
功效：宁心安神

图 11-4-5

6. 足三里穴(图 11-4-6)区探感定位，找准热敏穴位，可觉热感深透，或向上或向下沿足阳明胃经传导。

7. 涌泉(图 11-4-7)穴区探感定位，找准热敏穴位，多出现透热或扩热等现象。

(三) 常灸疗程

每次选取上述 1~2 组热敏穴

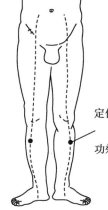

足三里穴
定位：小腿前外侧，外膝眼(犊鼻)
　　　下3寸，胫骨前缘外一横指
　　　(中指)处，当胫骨前肌中
功效：调理脾胃，化湿降逆

图 11-4-6

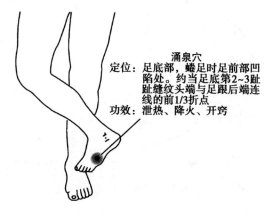

涌泉穴
定位：足底部，蜷足时足前部凹陷处。约当足底第2~3趾趾缝纹头端与足跟后端连线的前1/3折点
功效：泄热、降火、开窍

图 11-4-7

位,每次治疗不少于 40 分钟,在穴位热敏灸感消退后不宜继续施灸,平均每周施灸不少于 3 次,坚持艾灸不少于 3 个月。

三、验 案 举 例

案例 1：李某,男,47 岁,2013 年 11 月无明显诱因出现头晕,伴疲乏、畏寒、健忘,大便稀,日行 3~4 次,夜尿 2~3 次,纳寐差,体态偏胖。遂前往医院诊治,测血压最高为 150/110mmHg,当地医院诊断为高血压病。曾服用硝苯地平控释片、厄贝沙坦氢氯噻嗪片等降压药,血压控制在 140/100mmHg,但头晕等症状仍反复发作。

于 2015 年 8 月开始在口服降压药的同时配合艾灸,在医生指导下使用简易艾灸工具自灸百会、风府、大椎、气海、足三里、涌泉等穴区。艾灸百会时感整个头顶温热舒适;艾灸风府、大椎时感艾热连成一条线,并徐徐渗透至颅内;艾灸气海穴时自觉热感向腹腔内渗透;艾灸足三里穴时觉热感向小腿传导;艾灸涌泉时感整个足底温热舒适。每次选取上述热敏穴位 1~2 组,每天艾灸 1 次,每次 40~60 分钟,每周 4~6 次。艾灸 2 个月后,头晕症状渐渐减轻,疲乏感减轻,但血压仍然偏高。按上法,继续艾灸 4 个月后,畏寒症状明显好转,大便日行 1 次,夜尿 1 次,体重减轻 6kg,精气神不断提升,血压维持在 120~130/80~85mmHg。患者已养成常灸习惯,坚持艾灸 2 年,头晕症状完全消除,在医生指导下减少降压药,仅服用硝苯地平控释片,大便通畅,血压平稳,且精力较好,耐疲劳,走路有劲,耐风寒,少有感冒,吃饭香,睡眠好,气色佳。2 年后随访,效果稳定。

案例 2:尹某,女,58 岁,2011 年发现血压升高,最高血压为 160/110mmHg。平素血压高时感头晕头痛,睡眠差,入睡困难,易醒,心情烦躁,易发脾气,注意力不集中。遂前往医院诊治,诊断为高血压病。平时每日口服马来酸依那普利1 片,血压控制在 130/100mmHg。

于 2016 年 5 月开始在口服降压药的同时配合艾灸,在医生指导下使用简易艾灸工具自灸涌泉、风府、百会等穴区。艾灸涌泉时感足底温热舒适;艾灸百会时,艾热从头顶传至大椎穴附近;艾灸风府穴时感艾热向颅内渗透。每次选取上述热敏穴位 1~2 组,每天艾灸 1 次,每次 40~60 分钟,每周 4~6 次。艾灸 2个月后,头晕头痛较前减轻,睡眠稍改善,但血压仍偏高。继续按上述方法,艾灸 3 个月后,头晕头痛症状开始明显减轻,精气神明显提升,但血压仍偏高。医生鼓励患者坚定常灸信心,养成常灸习惯,坚持自灸半年后,患者血压逐渐平稳,但劳累时有时偏高。坚持自灸 14 个月,患者头晕头痛症状完全消除,血压维持在 120~130/85~90mmHg,睡眠 6~7 小时,在医生指导下停止服用降压药物,经监测血压,血压较平稳,且精力较好,耐疲劳,睡眠好,气色红润,心情愉悦。2年后随访,效果稳定。

[按语]

1. 常灸对原发性高血压病 I 期有较好疗效,效果常常在 3 个月后显现出来。

2. 长期服用降压药者,不能突然停药,常灸须与降压药物配合使用,达到逐渐减少药量或停用药物之目的。

3. 如果血压控制不理想或出现高血压危象者,应及时到专科诊治。

第五节　糖　尿　病

糖尿病是一组由于体内的胰岛素分泌不足和作用缺陷所导致的碳水化合物、脂肪、蛋白质代谢紊乱而影响正常生理活动,以长期高血糖为主要标志的综合征,是一种新陈代谢异常的全身性、慢性、代谢性疾病。糖尿病有 1 型糖尿病和 2 型糖尿病之分,本书中主要讨论后者。

本病属中医学"消渴"范畴,主要是因肺、胃、肾三脏阴虚燥热,水谷输布失常所致。但由于现代人们生活方式的改变,伤阳耗阳机会的增加,如长期熬夜,嗜食肥甘厚腻、生冷、冰镇食物等,使糖尿病的中医证型也已发生了很大变化,阴虚燥热已不是糖尿病初发阶段的主要病机,其演变过程多以本虚标实为主,以脾阳虚为本,以痰湿瘀浊为标。

一、临 床 表 现

1. 病人多有家族遗传史,或因肥胖,饮食不节,运动缺乏,妊娠等所致。

2. 症状多为口渴、多尿、贪食、消瘦(三多一少),伴随神疲乏力、昏昏欲睡、视力模糊等症状,但有些患者无明显三多一少症状,仅仅表现为血糖升高。

3. 空腹血糖≥7.0mmol/l 和 / 或餐后 2 小时血糖≥11.1mmol/l。

二、常 灸 方 法

按照常灸"十六字诀"进行科学、规范、持之以恒施灸不少于 3 个月,可在医生指导下自灸、家人灸或使用简易工具灸。

(一) 常灸选穴

神阙、中脘、关元、脾俞、胰俞、三阴交。

(二) 常灸操作

1. 神阙穴(图 11-5-1)区探感定位,找准热敏穴位,可觉热感深透至腹腔或沿两侧扩散至腰部。

2. 中脘、关元(图 11-5-2)穴区探感定位,找准热敏穴位,可觉热

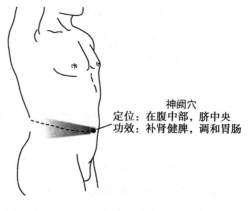

神阙穴
定位:在腹中部,脐中央
功效:补肾健脾,调和胃肠

图 11-5-1

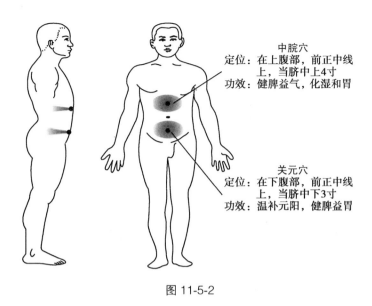

中脘穴
定位：在上腹部，前正中线
　　　上，当脐中上4寸
功效：健脾益气，化湿和胃

关元穴
定位：在下腹部，前正中线
　　　上，当脐中下3寸
功效：温补元阳，健脾益胃

图 11-5-2

感透至腹腔内。

　3. 胰俞、脾俞穴（图 11-5-3）区探感定位，找准热敏穴位，可觉热感深透至腹腔或扩散至背腰部。

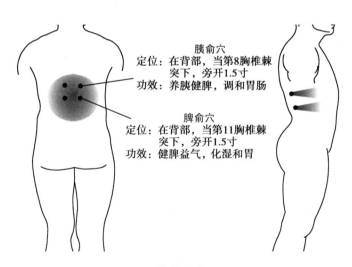

胰俞穴
定位：在背部，当第8胸椎棘
　　　突下，旁开1.5寸
功效：养胰健脾，调和胃肠

脾俞穴
定位：在背部，当第11胸椎棘
　　　突下，旁开1.5寸
功效：健脾益气，化湿和胃

图 11-5-3

　4. 三阴交穴（图 11-5-4）区探感定位，找准热敏穴位，可觉热感深透，或向上或向下沿足太阴脾经传导。

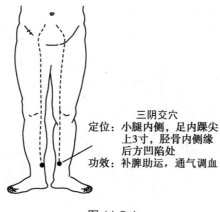

三阴交穴
定位：小腿内侧，足内踝尖上3寸，胫骨内侧缘后方凹陷处
功效：补脾助运，通气调血

图 11-5-4

（三）常灸疗程

每次选取上述 1~2 组热敏穴位，每次治疗不少于 40 分钟，在穴位热敏灸感消退后不宜继续施灸，平均每周施灸不少于 3 次，坚持艾灸不少于 3 个月。

三、验 案 举 例

案例 1：唐某，男，54 岁，2013 年 2 月始渐渐出现头晕、全身乏力，视物模糊，口渴，小便多，夜尿 3~4 次。至当地医院就诊，测空腹血糖为 10.5mmol/L，餐后 2 小时血糖 14.7mmol/L，诊断为 2 型糖尿病。予阿卡波糖片、二甲双胍片等降糖药物治疗后，空腹血糖为 8~9mmol/L，餐后 2 小时血糖为 10~11mmol/L，但仍感头晕、全身乏力。

于 2016 年 7 月开始在口服降糖药的同时配合艾灸，在医生指导下使用简易艾灸工具自灸中脘、关元、胰俞、脾俞等穴区。艾灸中脘穴时感艾热向腹腔渗透；艾灸关元穴出现明显扩热感并感艾热徐徐向腹腔渗透；艾灸胰俞、脾俞时感艾热徐徐向腹腔深处渗透。每次选取上述灸感最强的热敏穴位 1 组，每天艾灸 1 次，每次 40~60 分钟，每周 4~6 次。艾灸 2 个月后，头晕、乏力感稍减轻，视物仍模糊，血糖波动较大。按上法继续艾灸 3 个月后，头晕、乏力感开始明显减轻，视物模糊开始改善，血糖波动有所好转，精气神逐渐提升。患者坚定了常灸信心，已经养成了常灸习惯，坚持艾灸 15 个月后，在医生的指导下，患者仅服用阿卡波糖片,头晕、乏力完全消除,视物明显改善,晚上可以看报纸了,血糖较平稳,空腹血糖维持在 7mmol/L 以下,餐后 2 小时血糖为 9mmol/L 以下,小便正常,且精力较好,耐疲劳,腿脚轻快,走路有劲,睡眠好,视物更清晰,心情愉悦。1 年后随访,效果稳定。

案例 2:黄某,男,69 岁,2016 年 4 月体检中发现空腹血糖为 9.6mmol/L,餐后 2 小时血糖 13.6mmol/L。到当地医院就诊,诊断为 2 型糖尿病。予以口服阿卡波糖片降糖药物治疗,开始血糖控制尚可,但于 2017 年 3 月出现头晕不适,全身乏力,口渴多饮,小便多,体重渐渐消瘦,食后易出现饱胀感,睡眠差,夜间易醒,大便尚可。复查空腹血糖为 10.4mmol/L,餐后 2 小时血糖 16.5mmol/L,遂予以二甲双胍、阿卡波糖片等降糖药物治疗 2 周,空腹血糖降为 6~7mmol/L,餐后 2 小时血糖降为 10~11mmol/L,但患者仍感头晕不适,易疲劳。

于 2017 年 3 月开始在口服降糖药的同时配合艾灸,由医生在中脘、神阙、脾俞等穴区探及热敏穴位。在中脘、神阙穴区行双点温和灸时患者感艾热如水柱般徐徐向腹腔内渗透,持续约 45 分钟后艾热渗透感渐渐减弱,且停灸后患者腹腔内温热感可维持 3~4 小时;艾灸脾俞时感艾热渐渐向腹腔深处渗透。每次选取上述热敏穴位 1~2 组,每天艾灸 1 次,每次 40~60 分钟,每周 4~6 次。艾灸 1 个月后,头晕、乏力感渐渐减轻,食后饱胀感改善。嘱患者按上法在家使用简易艾灸工具坚持自灸,艾灸 3 个月后,患者头晕不适、乏力感消除,空腹血糖降为 4.4~6mmol/L,餐后 2 小时血糖降为 8~9mmol/L,在医生指导下,停服二甲双胍片,仅服用阿卡波糖片。患者已养成常灸习惯,坚持艾灸 8 个月,头晕不适完全消除,空腹血糖维持在 6.1mmol/L 以下,餐后 2 小时血糖维持在 9mmol/L 以下,且精力旺盛,更耐疲劳,腿脚轻快,吃饭香,饭后无饱胀感,睡眠好。1 年后随访,效果稳定。

[按语]

1. 常灸治疗轻中度 2 型糖尿病患者,其疗效确切,尤其对高血糖前期效果明显,且不致使血糖降至过低。艾灸具有双向调节作用,可使高血糖下降,使低血糖升高,无药物的不良反应及耐受现象。

2. 常灸常和降糖药物联合使用,艾灸效果常常在 3 个月后显现明显,患者必须在医生指导下减少降糖药量。

3. 严格控制饮食量,限制高糖类、碳水化合物的摄入,适当增加蔬菜、蛋白质类食物。

4. 配合适度运动,保持心情愉快,定期进行血糖监测。

5. 如果患者血糖过高,出现恶心、呕吐、呼吸困难、嗜睡,甚至昏迷、呼气中有烂苹果味,是糖尿病引起的酮症酸中毒,必须及时采取综合措施治疗。

┃ 第六节　功能性消化不良 ┃

功能性消化不良是指上腹疼痛或不适、早饱、胀气、恶心等一组特定的上消化道症状,并排除器质性疾病,症状可持续或反复发作。

本病属中医学"脘痞""胃痛""嘈杂"等范畴,认为此病病位在胃,涉及肝脾两脏,多因饮食不节,损伤脾胃;或忧思恼怒,损伤肝脾;或中气不足、外邪内侵等,使脾失健运,胃失和降,导致中焦气机阻滞,脾胃升降失常,胃肠运动功能紊乱而发病。

一、临 床 表 现

1. 有上腹疼痛、饱胀、早饱、嗳气、食欲不振、恶心呕吐等上腹不适症状,至少持续 4 周。

2. 内镜检查未发现胃及十二指肠溃疡、糜烂、肿瘤等器质性病变,未发现食管炎,也无上述疾病病史。

二、常 灸 方 法

按照常灸"十六字诀"进行科学、规范、持之以恒施灸不少于 3 个月,可在医生指导下自灸、家人灸或使用简易工具灸。

(一) 常灸选穴

天枢、中脘、关元、肝俞、膈俞、内关、上巨虚。

(二) 常灸操作

1. 天枢穴(图 11-6-1)区探感定位,找准热敏穴位,可觉热感深透至腹腔或沿两侧扩散至腰部。

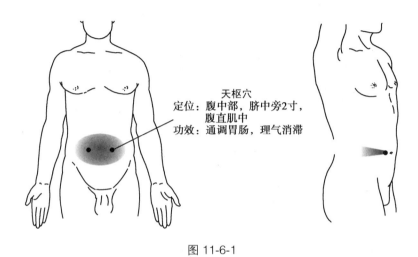

天枢穴
定位:腹中部,脐中旁2寸,
　　　腹直肌中
功效:通调胃肠,理气消滞

图 11-6-1

2. 中脘、关元穴(图 11-6-2)区探感定位,找准热敏穴位,可觉热感透至腹腔内。

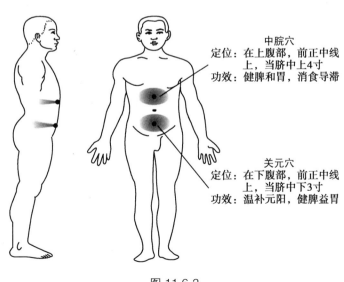

中脘穴
定位:在上腹部,前正中线
　　　上,当脐中上4寸
功效:健脾和胃,消食导滞

关元穴
定位:在下腹部,前正中线
　　　上,当脐中下3寸
功效:温补元阳,健脾益胃

图 11-6-2

3. 肝俞穴(图 11-6-3)区探感定位,找准热敏穴位,可觉热感深透至腹腔或扩散至背腰部。

4. 膈俞穴(图 11-6-3)区探感定位,找准热敏穴位,可觉热感深透至腹腔,或扩散至背腰部或沿两侧扩散至胸部。

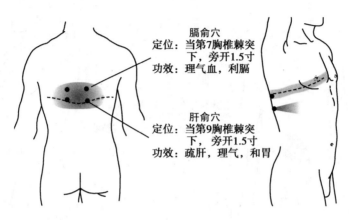

膈俞穴
定位：当第7胸椎棘突
　　　下，旁开1.5寸
功效：理气血，利膈

肝俞穴
定位：当第9胸椎棘突
　　　下，旁开1.5寸
功效：疏肝，理气，和胃

图 11-6-3

5. 内关穴(图 11-6-4)区探感定位,找准热敏穴位,可觉热感深透,或向上或向下沿手厥阴心包经传导。

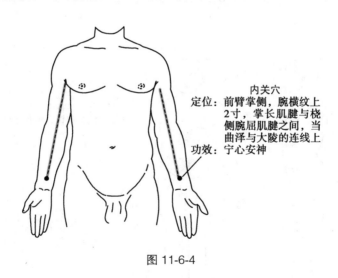

内关穴
定位：前臂掌侧，腕横纹上
　　　2寸，掌长肌腱与桡
　　　侧腕屈肌腱之间，当
　　　曲泽与大陵的连线上
功效：宁心安神

图 11-6-4

6. 上巨虚穴(图 11-6-5)区探感定位,找准热敏穴位,可觉热感深透,或向上或向下沿足阳明胃经传导。

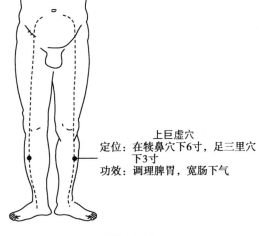

上巨虚穴
定位：在犊鼻穴下6寸，足三里穴下3寸
功效：调理脾胃，宽肠下气

图 11-6-5

（三）常灸疗程

　　每次选取上述 1~2 组热敏穴位，每次治疗不少于 40 分钟，在穴位热敏灸感消退后不宜继续施灸，平均每周施灸不少于 3 次，坚持艾灸不少于 3 个月。

三、验案举例

　　案例 1：郭某，女，50 岁，20 年前开始出现上腹部胀满不适反复发作，进食后尤甚，伴胃脘、小腹部冰冷感，吃生冷食物、水果后易腹泻，平素感疲倦乏力，经常感冒，冬天怕冷。遂至当地医院就诊，胃镜及各种实验室检查未见明显异常，诊断为功能性消化不良。

　　近半年症状加重，经中、西医治疗效果不明显，于 2017 年 12 月开始在医生指导下使用简易艾灸工具自灸。艾灸中脘、天枢、关元等穴区时，患者自觉整个腹部深处温度明显高于施灸点皮温。每次选取上述灸感最强的热敏穴位 1 组，每天艾灸 1 次，每次 40~60 分钟，每周 4~6 次。艾灸 1 个月后，腹部胀满不适改善，但仍反复发作。医生鼓励患者坚定常灸信心，艾灸 2 个月后，腹部胀满较前改善，发作频率减少。艾灸 3 个月后胃脘部、小腹部冰冷感开始渐渐减轻，腹部胀满明显减轻。患者养成了常灸习惯，坚持艾灸 8 个月，腹胀、腹泻好转，胃脘部、小腹部冰冷感消除，且精力较好，走路有劲，更耐风寒，耐疲劳，少有感冒，吃饭香，气色好。1年后随访,效果稳定。

案例2:王某,男,59岁,10年前开始出现上腹部饱胀感,餐后尤甚,伴疼痛、反酸,严重时进食即吐,纳食差,寐一般,平素易疲劳,情绪焦虑。至当地医院诊治,诊断为功能性消化不良。

近3月症状加重,经中、西医治疗效果不明显,于2017年12月开始在医生指导下使用简易艾灸工具自灸。艾灸中脘穴时感艾热向深部渗透,整个胃脘部温热舒适,且出现明显的胃肠蠕动反应;艾灸膈俞、肝俞穴区时感艾热向胃脘部渗透。每次选取上述热敏穴位1~2组,每天艾灸1次,每次40~60分钟,每周4~6次。艾灸2个月后上腹部饱胀感减轻,但易反复发作。按上法,继续艾灸3个月后,患者感胃脘部饱胀感开始明显减轻,疼痛缓解80%左右,反酸次数明显减少,精气神逐渐提升。患者坚定了常灸信心,已经养成了常灸习惯,坚持艾灸7个月后,饱胀感、反酸症状消除,食量明显增加,且精力较旺盛,走路有劲,更耐疲劳,耐风寒,不易感冒,气色佳,心情舒畅。1年后随访,效果稳定。

[按语]

1. 常灸能温胃散寒、促进胃动力,加强胃排空,疗效可靠,无毒副作用。

2. 治疗同时,适当体育锻炼,调畅情志,保持良好的饮食习惯,避免进食肥甘厚腻及刺激性食物。

第七节　肠易激综合征

肠易激综合征系指腹痛、腹胀、排便习惯和大便性状异常的一组症状。其共同特征是胃肠运动功能改变或内脏器官的敏感性异常,病变有关部位包括结肠、小肠、胃、食管等整个消化道。

中医学认为本病多由外感时邪、饮食不节、情志失调及素体阳虚等引起气机失调所致,与肝、脾、胆、大小肠功能失调有关。

一、临床表现

1. 以腹痛、腹胀、腹泻或便秘为主,伴有全身性神经官能症状。

2. 一般情况良好,无消瘦及发热,系统体检仅发现腹部压痛。

3. 多次(至少 3 次)粪常规及细菌培养均阴性,粪隐血试验阴性。

二、常 灸 方 法

按照常灸"十六字诀"进行科学、规范、持之以恒施灸不少于 3 个月,可在医生指导下自灸、家人灸或使用简易工具灸。

(一) 常灸选穴

关元、天枢、大肠俞、命门、足三里。

(二) 常灸操作

1. 关元、天枢穴(图 11-7-1)区探感定位,找准热敏穴位,可觉热感深透至腹腔或沿两侧扩散至腰部。

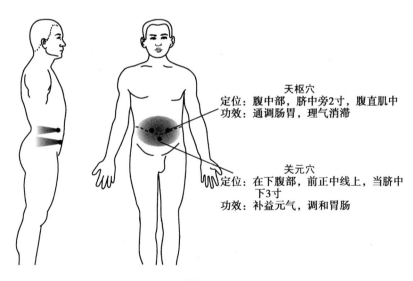

天枢穴
定位:腹中部,脐中旁2寸,腹直肌中
功效:通调肠胃,理气消滞

关元穴
定位:在下腹部,前正中线上,当脐中下3寸
功效:补益元气,调和胃肠

图 11-7-1

2. 大肠俞、命门穴(图 11-7-2)区探感定位,找准热敏穴位,可觉热感深透至腹腔或扩散至腰骶部或向下肢传导。

3. 足三里穴(图 11-7-3)区探感定位,找准热敏穴位,常可见局部不热腹部热。

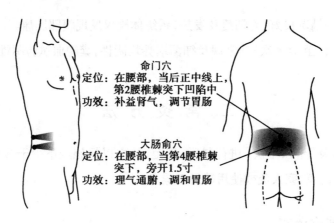

命门穴
定位：在腰部，当后正中线上，第2腰椎棘突下凹陷中
功效：补益肾气，调节胃肠

大肠俞穴
定位：在腰部，当第4腰椎棘突下，旁开1.5寸
功效：理气通腑，调和胃肠

图 11-7-2

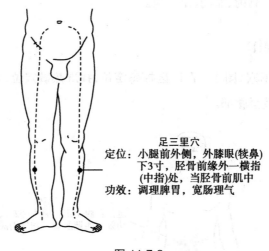

足三里穴
定位：小腿前外侧，外膝眼(犊鼻)下3寸，胫骨前缘外一横指(中指)处，当胫骨前肌中
功效：调理脾胃，宽肠理气

图 11-7-3

（三）常灸疗程

每次选取上述 1~2 组热敏穴位，每次治疗不少于 40 分钟，在穴位热敏灸感消退后不宜继续施灸，平均每周施灸不少于 3 次，坚持艾灸不少于 3 个月。

三、验案举例

案例 1：栾某，男，56 岁，2012 年 10 月开始出现腹痛、腹泻、神疲乏力，继则出现夜尿多，每晚小便 4~5 次，严重影响睡眠。睡前需服用氯氮平 2 片、氯硝西泮 2 片后才能勉强睡 5~6 个小时，之后再服药也无法入睡，严重时彻夜不眠，白天精神疲惫，精神抑郁，无法集中精力上班。至当地医院诊治，诊断为肠易激综合征、前列腺肥大、抑郁症。曾经过中药、西药治疗，效果均不明显。

于 2016 年 9 月开始进行艾灸，在医生指导下使用简易艾灸工具自灸关元、命门、大肠俞等穴区。艾灸关元穴时出现皮肤发痒、排矢气，并自觉热感透至小腹内；艾灸命门、大肠俞穴时感热透至腰部深处。每次选取上述灸感最强的热敏穴位 1 组，每天艾灸 1 次，每次 40~60 分钟，每周 4~6 次。艾灸 2 个月后，腹痛较前减轻，尿频症状逐渐减轻，但睡眠仍欠佳。按上法，继续艾灸 1 个月后腹痛腹泻症状开始明显减轻，夜尿次数逐渐减少，睡眠开始改善，白天精神也越来越好。患者坚定了常灸信心，已经养成了常灸习惯，坚持艾灸 2 年后，腹痛腹泻症状完全消除，夜尿次数偶尔 1 次，停用了安眠药，睡眠质量好，每晚睡 6~7 个小时，且精力较旺盛，更耐疲劳，走路有劲，耐风寒，少有感冒，小便有力，吃饭香，心情舒畅，已正常工作了。2 年后随访，效果稳定。

案例 2：李某，男，35 岁，2016 年 3 月出现每当工作紧张或加班劳累后感腹部隐痛，痛时欲便，便后疼痛缓解，大便日行 3~4 次，便稀，无黏液脓血，纳寐差，夜尿 1~2 次，平素面色萎黄，经常感腰膝酸软，神疲乏力，情绪易紧张焦虑，严重影响工作。曾在当地多家医院诊治，诊断为肠易激综合征，经中西医药物治疗效果不明显。

于 2017 年 11 月开始进行艾灸，医生在患者关元、天枢、足三里等穴区探及热敏穴位。艾灸关元穴区时患者感艾热渐渐向腹腔深部渗透至腰骶部；艾灸天枢穴区时，患者感艾热先向腰部传导，并逐渐出现艾热如水柱般向腹部深透；艾灸足三里穴时感小腿温热舒适，并可闻及胃肠蠕动声。每次选取上述热敏穴位 1~2 组，每天艾灸 1 次，每次 40~60 分钟，每周 4~6 次。艾灸 1 个月，患者腹部隐痛症状减轻，仍反复发作。医生嘱患者坚定常灸信心，在家使用简易艾灸工具坚持自灸，按上法灸 3 个月后，患者腹部隐痛症状开始明显减轻，发作次数渐渐减少，精气神开始不断提升。坚持自灸 12 个月后，患者腹痛消除，大便成形通畅，日行 1 次，且精力较旺盛，面色红润，耐疲劳，吃饭香，睡眠好，心情愉悦，工作积极性明显提高。1 年后随访，效果稳定。

[按语]

1. 常灸对肠易激综合征疗效肯定,无毒副作用,临床可作为首选疗法。

2. 艾灸对有些肠易激综合征患者起效慢,需坚持 2 个月时间,疗效才开始显现。

3. 加强锻炼,增强体质,保持情绪舒畅,睡眠充足,少食多餐,避免刺激性食物和过冷过热的饮食,限烟酒,避风寒。

第八节 慢 性 腹 泻

慢性腹泻又称为功能性腹泻,是指排便次数明显超过平日习惯的频率(每日 >3 次),粪便稀薄,水分增加(含水量 >85%),每日排便量超过 200g,可伴有脓血、黏液或含未消化食物,起病缓慢,常反复发作,且病程超过 2 个月。

本病属中医学"泄泻"范畴。病位在脾胃和大小肠,是由于感受外邪、饮食所伤、情志失调、脾胃虚弱、脾肾阳虚等原因引起的以排便次数增多,粪便稀溏,甚至泄如水样为主症的病证。其主要致病因素为湿,因而,治以健脾化湿为主。

一、临 床 表 现

1. 以大便次数增多(每日 >3 次),便稀,伴脓血、黏液或含未消化食物等症状为主,且持续 2 个月以上。

2. 可伴随里急后重、消瘦等症状。

3. 结肠镜检查排除器质性病变。

二、常 灸 方 法

按照常灸"十六字诀"进行科学、规范、持之以恒施灸不少于 3 个月,可在医生指导下自灸、家人灸或使用简易工具灸。

（一）常灸选穴

神阙、中脘、关元、命门、大肠俞、阴陵泉、足三里。

（二）常灸操作

1. 神阙穴（图 11-8-1）区探感定位，找准热敏穴位，可觉热感深透至腹腔或沿两侧扩散至腰部。

2. 中脘、关元（图 11-8-2）区探感定位，找准热敏穴位，可觉热感透至腹腔内。

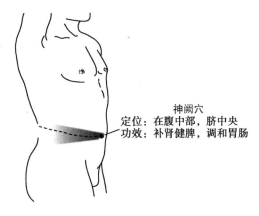

神阙穴
定位：在腹中部，脐中央
功效：补肾健脾，调和胃肠

图 11-8-1

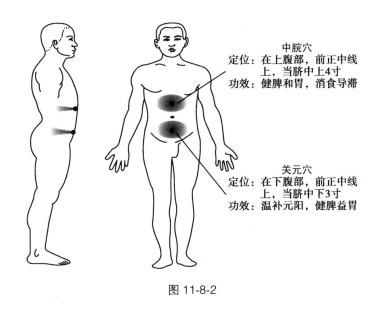

中脘穴
定位：在上腹部，前正中线上，当脐中上4寸
功效：健脾和胃，消食导滞

关元穴
定位：在下腹部，前正中线上，当脐中下3寸
功效：温补元阳，健脾益胃

图 11-8-2

3. 大肠俞、命门穴（图 11-8-3）区探感定位，找准热敏穴位，可觉热感深透至腹腔或扩散至腰骶部或向下肢传导。

4. 阴陵泉穴（图 11-8-4）区探感定位，找准热敏穴位，感传可直接到达腹部或局部不热腹部热。

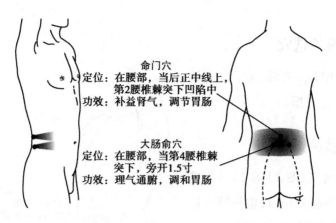

命门穴
定位：在腰部，当后正中线上，
第2腰椎棘突下凹陷中
功效：补益肾气，调节胃肠

大肠俞穴
定位：在腰部，当第4腰椎棘
突下，旁开1.5寸
功效：理气通腑，调和胃肠

图 11-8-3

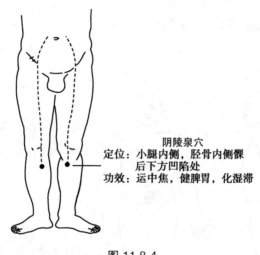

阴陵泉穴
定位：小腿内侧，胫骨内侧髁
后下方凹陷处
功效：运中焦，健脾胃，化湿滞

图 11-8-4

5. 足三里穴(图 11-8-5)区探感定位,找准热敏穴位,感传可直接到达腹部或局部不热腹部热。

(三) 常灸疗程

每次选取上述 1~2 组热敏穴位,每次治疗不少于 40 分钟,在穴位热敏灸感消退后不宜继续施灸,平均每周施灸不少于 3 次,坚持艾灸不少于 3 个月。

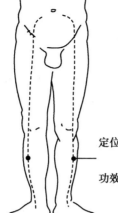

足三里穴
定位：小腿前外侧，外膝眼(犊鼻)
　　　下3寸，胫骨前缘外一横指
　　　(中指)处，当胫骨前肌中
功效：调理脾胃，宽肠理气

图 11-8-5

三、验 案 举 例

案例1：万某，男，47岁，7年前开始反复出现腹胀，大便次数增多，每日 3~4 次，便质稀溏，夹有不消化食物，平时神疲乏力，纳寐差，小便次数多，夜尿 2~3 次。至当地医院诊治，肠镜提示未见明显异常，诊断为慢性腹泻。

近半年来症状有所加重，于2016 年 8 月开始进行艾灸，在医生指导下使用简易艾灸工具自灸神阙、关元、大肠俞等穴区。艾灸神阙、关元等穴区时患者感一股暖流涌向腹腔深部；艾灸大肠俞时感艾热渐渐渗透至脐周。每次选取上述灸感最强的热敏穴位 1 组，每天艾灸 1 次，每次 40~60 分钟，每周 4~6 次。自灸 1 个月后，患者腹胀稍减轻，大便仍稀溏，每日排便 2~3 次。按上法，继续艾灸 2 个月后，艾灸时腹胀减轻较明显，但时有反复，大便成糊状，每日 2~3 次，仍有疲劳感。医生鼓励患者坚定常灸信心，艾灸 3 个月后，腹胀明显减轻，发作次数减少，大便开始变成软便，每日 1~2 次，神疲乏力改善。患者养成了常灸习惯，坚持艾灸 10 个月后，大便成形通畅，日行 1 次，小便平，且精力更旺盛，更耐风寒，少有感冒，吃饭香，睡眠好。1 年后随访，效果稳定。

案例2：周某，男，67岁，反复腹泻 4 年余，大便平均每日 3~4 次，质稀薄，未见便血、脓血，平时易疲劳，纳寐差。2013 年至当地医院检查发现有肠息肉，诊断为慢性腹泻、肠息肉。行肠息肉切除术，术后大便次数、质地仍未见改善。

近3月上述症状加重,于2016年3月开始进行艾灸,在医生指导下使用简易艾灸工具自灸神阙、中脘、命门、大肠俞等穴区。艾灸神阙、中脘时感艾热向深部渗透至腰背部;艾灸命门、大肠俞时感艾热向腹腔深部渗透。每次选取上述热敏穴位1~2组,每天艾灸1次,每次40~60分钟,每周4~6次。自灸1个月后,腹泻症状无明显改善。按上法,继续艾灸2个月后,大便有时成糊状,腹泻仍时有反复。艾灸3个月后,大便成糊状的次数开始明显增多,每日排便2~3次。患者坚定了常灸信心,养成了常灸习惯,坚持艾灸6个月后大便成形,精气神改善。继续坚持艾灸18个月后,患者大便成形通畅,日行1次,且精力越来越好,更耐疲劳,耐风寒,腿脚轻快,走路有劲,食欲增强,气色好,睡眠质量好。2年后随访,效果稳定。

［按语］

1. 常灸对慢性腹泻临床疗效确切,但由于其病程较长,需要持之以恒施灸才能获得明显疗效。

2. 治疗同时,调畅情志,适度锻炼,增强体质,戒烟限酒,不暴饮暴食,不吃生冷、肥甘厚腻等食物,避风寒。

第九节　肠系膜淋巴结肿大

肠系膜淋巴结肿大是指由于淋巴结炎或其他疾病引起的肠系膜淋巴结肿大,临床表现为腹痛、呕吐、腹泻。常与呼吸道感染和肠道感染密切相关,好发于儿童。

本病属中医学"腹痛"范畴,见于幼儿,是由于小儿形气未充,卫外功能不足,易于感触外邪,脾常不足,易聚湿生痰,复感外邪,邪壅气滞,气血瘀滞,痰瘀交阻,结于腹部,"不通则痛",则生此病。病位涉及脾与肠胃。

一、临 床 表 现

1. 以腹痛、呕吐、腹泻为主要症状。

2. 多为脐周、右下腹部有压痛。

3. 超声诊断提示肠系膜淋巴结肿大。

二、常 灸 方 法

按照常灸"十六字诀"进行科学、规范、持之以恒施灸不少于 3 个月,可在医生指导下家人灸或使用简易工具灸。

(一) 常灸选穴

中脘、天枢、神阙、关元、脾俞、胃俞、足三里。

(二) 常灸操作

1. 中脘、关元穴(图 11-9-1)区探感定位,找准热敏穴位,可觉热感透至腹腔内或扩散至整个上腹部。

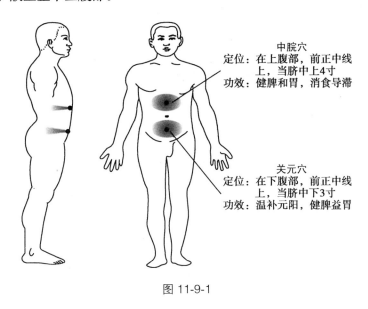

中脘穴
定位:在上腹部,前正中线上,当脐中上4寸
功效:健脾和胃,消食导滞

关元穴
定位:在下腹部,前正中线上,当脐中下3寸
功效:温补元阳,健脾益胃

图 11-9-1

2. 天枢穴(图 11-9-2)区探感定位,找准热敏穴位,可觉热感透至腹腔或沿两侧扩散至腰部。

3. 神阙穴(图 11-9-3)区探感定位,找准热敏穴位,可觉热感深透至腹腔或沿两侧扩散至腰部。

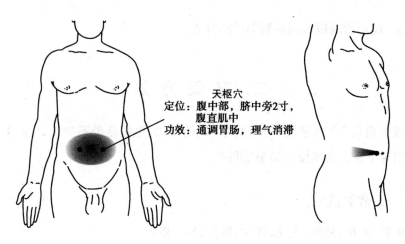

天枢穴
定位：腹中部，脐中旁2寸，
腹直肌中
功效：通调胃肠，理气消滞

图 11-9-2

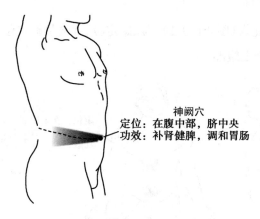

神阙穴
定位：在腹中部，脐中央
功效：补肾健脾，调和胃肠

图 11-9-3

4. 脾俞穴(图 11-9-4)区探感定位,找准热敏穴位,可觉热感透至深部或扩散至整个腰背部。

5. 胃俞穴(图 11-9-5)区探感定位,找准热敏穴位,可觉热感深透至腹腔或扩散至背腰部。

6. 足三里穴(图 11-9-6)区探感定位,找准热敏穴位,感传可直接到达腹部或局部不热腹部热。

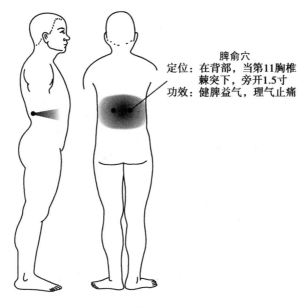

脾俞穴
定位：在背部，当第11胸椎
棘突下，旁开1.5寸
功效：健脾益气，理气止痛

图 11-9-4

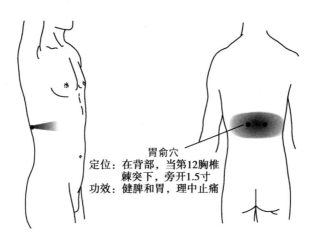

胃俞穴
定位：在背部，当第12胸椎
棘突下，旁开1.5寸
功效：健脾和胃，理中止痛

图 11-9-5

（三）常灸疗程

每次选取上述 1~2 组热敏穴位，每次治疗不少于 40 分钟，在穴位热敏灸感消退后不宜继续施灸，平均每周施灸不少于 3 次，坚持艾灸不少于 3 个月。

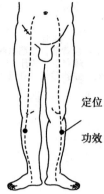

足三里穴
定位：小腿前外侧，外膝眼(犊鼻)
下3寸，胫骨前缘外一横指
(中指)处，当胫骨前肌中
功效：健脾和胃，宽肠理气

图 11-9-6

三、验案举例

案例 1：张某，男，13 岁，2013 年开始出现腹痛、腹泻，疼痛有时剧烈难忍，无法正常生活与学习，于 2014 年辍学在家，平素纳寐差，大便每日 3~4 次，体形消瘦，面色萎黄。遂前往当地及北京等大型综合医院诊治，诊断为肠系膜淋巴结肿大。曾服用过阿莫西林、奥美拉唑等西药，以及各大医院、诊所开具的中、西药物，效果均不明显，且由于药物反应引起全身水肿。

于 2015 年 11 月开始进行艾灸，在医生指导下由家人帮助艾灸中脘、天枢、神阙、关元等穴区。当腹痛发作时即刻艾灸中脘、天枢、神阙、关元等穴区时感艾热渗透至整个腹腔，并渐渐感腰骶部温热舒适。每次选取上述灸感最强的热敏穴位 1 组，每天艾灸 1 次，每次 40~60 分钟，每周 4~6 次。连续艾灸 2 个月后，腹痛逐渐缓解，但仍反复发作。按上法，继续艾灸 3 个月后，腹痛开始明显减轻，发作次数减少，腹泻次数减少为 2~3 次，精气神渐渐提升。患者已养成常灸习惯，坚持艾灸 1 年余，腹痛、腹泻消除，大便成形通畅，且耐风寒，少有感冒，食量增加，体重增加，睡眠好，脸色红润，正常上学了。1 年后随访，效果稳定。

案例 2：邱某，女，6 岁，2016 年开始出现脐周及右下腹部隐痛，纳食差，大便日行 2~3 次，便质稀，体形消瘦，面色萎黄，平素有倦怠感，有时不愿与人交流。至当地儿童医院诊治，超声检查示：肠系膜淋巴结肿大。曾服用过中、西药物，起初腹部隐痛可缓解,但仍反复发作。

于 2017 年 4 月开始进行艾灸,由医生在中脘、神阙、天枢、脾俞、胃俞等穴区探及热敏穴位。艾灸中脘、神阙时,患者感腹腔内有温热感,并渐渐出现额头、双侧手心微汗;温和灸天枢穴时,患者感小腹内温热舒适;温和灸脾俞、胃俞穴区时,患者感艾热渐渐向深部渗透。每次选取上述热敏穴位 1~2 组,每天艾灸 1 次,每次 40~60 分钟,每周 4~6 次。艾灸 1 个月后,患者腹部隐痛减轻,但有时仍会反复发作,纳食量增加。嘱家属按上法,帮助患者养成常灸习惯,坚持艾灸 3 个月后,患者脐周及右下腹部隐痛消除,大便成形通畅,日行 1 次,且吃饭香,睡眠好,体重增加,性格更开朗了。1 年后随访,效果稳定。

[按语]

1. 常灸对肠系膜淋巴结肿大有一定效果,但必须坚持常灸方可见效。

2. 腹部保暖,清淡饮食,规律进食,养成良好的排便习惯。

3. 如发生并发症,必须及时采取综合治疗。

第十节　慢性肾衰竭（尿毒症）

慢性肾衰竭简称慢性肾衰,是指各种肾脏病导致肾脏功能渐进性不可逆性减退,直至功能丧失所出现的一系列症状和代谢紊乱所组成的临床综合征。慢性肾衰的终末期即尿毒症。尿毒症不是一个独立的疾病,而是各种晚期的肾脏病共有的临床综合征,是慢性肾衰竭进入终末阶段时出现的一系列临床表现所组成的综合征。

本病属中医学"关格""虚痨"等范畴,为本虚标实之证,其本虚为脾肾之虚,肾虚则无以气化行水利三焦、生精养血滋五脏;脾虚则不能升清降浊调气机,运化水湿泻阴浊,故标实为湿、浊、毒、瘀等壅塞。

一、临床表现

1. 有原发性肾脏疾病或继发性肾脏疾病病史。

2. 尿毒症期可出现水、电解质和酸碱平衡的失调:如出现高钾或低钾血症、高钠或低钠血症、水肿或脱水、低钙血症、高磷血症、代谢性酸中毒。

3. 各系统的症状:①心血管系统表现,如高血压和左心室肥大、心力衰竭、动脉粥样硬化等。②血液系统表现,如贫血、出血倾向、白细胞异常。③胃肠道表现,早期表现为食欲不振,或伴有恶心、呕吐、腹胀、腹泻、舌和口腔黏膜溃疡,部分患者可伴发上消化道出血。④皮肤表现,如皮肤瘙痒、面色深而萎黄。⑤肾性骨营养不良,可出现纤维性骨炎、尿毒症骨软化、骨质疏松和骨硬化。⑥内分泌失调,如空腹血胰岛素、肾素、泌乳素及促胃液素水平升高,促甲状腺激素、睾丸素及皮质醇偏低,甲状腺和性腺功能低下,生长发育障碍。⑦代谢失调,可有体温过低、碳水化合物代谢异常、高尿酸血症和脂代谢异常等。⑧感染,可出现肺部感染、尿路感染、动静脉瘘感染。⑨神经、肌肉系统表现,早期表现疲乏、失眠、注意力不集中等精神症状,后期可出现肢体麻木、感觉异常、深反射消退,性格改变、抑郁、记忆力下降、谵妄、幻觉、昏迷等。终末期尿毒症病人常可出现肌无力和肌肉萎缩等。

二、常 灸 方 法

按照常灸"十六字诀"进行科学、规范、持之以恒施灸不少于 3 个月,可在医生指导下自灸、家人灸或使用简易工具灸。

(一) 常灸选穴

命门、肾俞、腰阳关、大肠俞、脾俞、中脘、关元、神阙。

(二) 常灸操作

1. 命门穴(图 11-10-1)区探感定位,找准热敏穴位,可觉热感透至深部并扩散至腰背部或向骶部传导。

2. 肾俞穴(图 11-10-2)区探感定位,找准热敏穴位,可觉热感透至深部并扩散至腰背部或向腰骶部传导。

3. 腰阳关穴(图 11-10-3)区探感定位,找准热敏穴位,可觉热感深透至腹腔,或扩散至腰骶部,或向下肢传导,或足心发热。

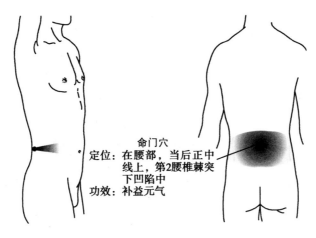

命门穴
定位：在腰部，当后正中
线上，第2腰椎棘突
下凹陷中
功效：补益元气

图 11-10-1

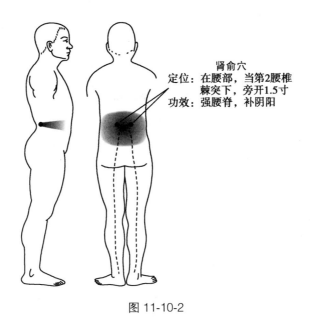

肾俞穴
定位：在腰部，当第2腰椎
棘突下，旁开1.5寸
功效：强腰脊，补阴阳

图 11-10-2

4. 大肠俞穴(图 11-10-4)区探感定位,找准热敏穴位,可觉热感深透至腹腔或向两侧沿带脉扩散传至腹部。

5. 脾俞穴(图 11-10-5)区探感定位,找准热敏穴位,可觉热感透至深部或扩散至整个腰背部。

6. 中脘、关元(图 11-10-6)穴区探感定位,找准热敏穴位,可觉热感透至腹腔内。

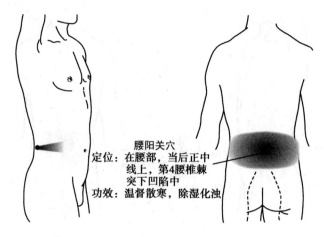

腰阳关穴

定位：在腰部，当后正中线上，第4腰椎棘突下凹陷中

功效：温督散寒，除湿化浊

图 11-10-3

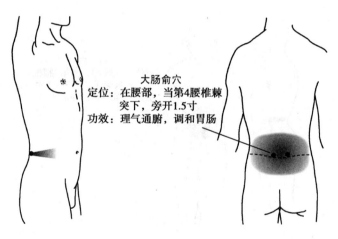

大肠俞穴

定位：在腰部，当第4腰椎棘突下，旁开1.5寸

功效：理气通腑，调和胃肠

图 11-10-4

7. 神阙穴(图 11-10-7)区探感定位,找准热敏穴位,可觉热感深透至腹腔或沿两侧扩散至腰部。

(三) 常灸疗程

每次选取上述 1~2 组热敏穴位,每次治疗不少于 40 分钟,在穴位热敏灸感消退后不宜继续施灸,平均每周施灸不少于 3 次,坚持艾灸不少于 3 个月。

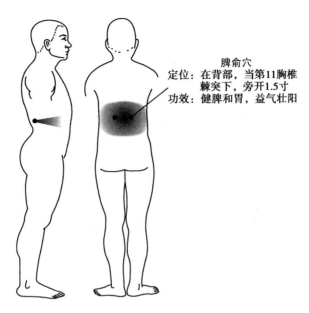

脾俞穴
定位：在背部，当第11胸椎
棘突下，旁开1.5寸
功效：健脾和胃，益气壮阳

图 11-10-5

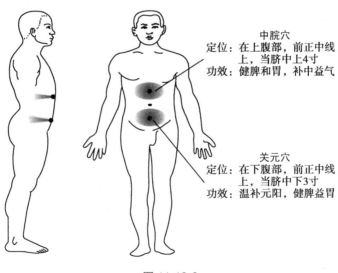

中脘穴
定位：在上腹部，前正中线
上，当脐中上4寸
功效：健脾和胃，补中益气

关元穴
定位：在下腹部，前正中线
上，当脐中下3寸
功效：温补元阳，健脾益胃

图 11-10-6

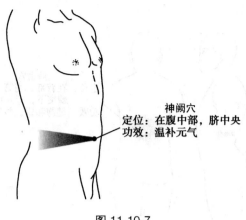

神阙穴
定位：在腹中部，脐中央
功效：温补元气

图 11-10-7

三、验 案 举 例

案例 1：郭某，男，43 岁，2016 年 9 月开始出现反复头痛、头晕，尚未重视，未行治疗。于 2017 年 3 月 19 日头痛、头晕急剧加重，伴恶心、呕吐胃内容物、视物模糊、胸闷、乏力，病情发展迅速，2017 年 3 月 22 日至当地医院住院治疗，症见：神志清，精神差，面色苍白、晦黯，呼吸氨味，双下肢轻度水肿。测血压为 270/140mmHg。生化示：血肌酐 603μmol/L，尿素氮 26.91mmol/L，尿酸 635μmol/L；尿常规示：尿蛋白（++），隐血（+），酮体弱阳性；肾脏彩超示：右输尿管上端扩张，右肾积水，双肾实质增强。诊断为：①急性肾衰竭，尿毒症期；②高血压病 3 级（极高危）。予控制血压、调脂、抗凝、改善微循环等对症治疗。于 2017 年 3 月 28 日复查肾功能，血肌酐为 975.3μmol/L，遂于当天在局麻下行右侧股静脉置管术血液透析治疗，透析后复查肾功能无明显好转。为建立长期透析血管通路，于 2017 年 4 月 8 日行左上肢动静脉内瘘成形术，予每周血液透析 2 次，于 2017 年 4 月 15 日（透析第二天）复查肾功能示：肌酐 477μmol/L，尿素氮 19.1mmol/L，尿酸 370μmol/L。病情稳定后，于 2017 年 4 月 19 日出院，症见：神志清，精神差，面色苍白、晦黯，神疲乏力，无明显头痛、头晕、恶心呕吐，夜间睡眠尚可，尿量减少，24 小时尿量约为 1 000ml，血压为 150/90mmHg。出院后继续行血液透析每周 2 次；口服苯磺酸氨氯地平片 5mg，每日 2 次，每次 1 片。

于 2017 年 4 月 19 日出院后开始进行艾灸,在医生指导下使用简易艾灸工具自灸命门、肾俞、腰阳关、大肠俞等穴区。艾灸命门、肾俞、腰阳关、大肠俞等穴区时先感两小腿热甚,而后艾热渐渐透至腹腔内。每次选取上述灸感最强的热敏穴位 1 组,起初每日艾灸 3 次,每次 40~60 分钟,每周 4~6 次,连续艾灸 3 个月,患者神疲乏力感逐渐减轻。艾灸 4 个月后,神疲乏力感明显减轻,精气神开始不断提升,但生化指标未见明显变化。2017 年 8 月,血肌酐为 570μmol/L。医生嘱患者坚定常灸信心,养成常灸习惯,艾灸至 2018 年 1 月,血肌酐降为 315μmol/L,每周血液透析改为 1 次,艾灸至 2018 年 3 月 23 日,透析前血肌酐为 328μmol/L,尿素氮 16.6mmol/L,尿酸 579.4μmol/L;透析后血肌酐为 134μmol/L,尿素氮 5.6mmol/L,尿酸 152.5μmol/L,尿蛋白(+)。患者头痛、头晕消除,大小便正常,且精力较旺盛,更耐疲劳,更耐风寒,少有感冒,心情愉悦,吃饭香,气色佳。医生建议暂停透析观察,随访 1 年,效果稳定。

案例 2:陈某,男,42 岁,2014 年体检中发现血肌酐为 320μmol/L,至当地医院诊治,诊断为慢性肾炎,经中西医药物治疗后,血肌酐降至 300μmol/L 以下,之后患者无明显不适,故未定期复查治疗。2018 年 1 月患者感腰酸、乏力,面色苍白,遂至当地医院诊治,查血肌酐 724μmol/L,尿蛋白(++),血压为 170/90mmHg,诊断为慢性肾衰竭、继发性贫血、高血压病。予以血液透析每周 2 次、降压药物等对症治疗 4 个月后,2018 年 5 月复查肾功能示:肌酐 998μmol/L、尿素 24.3mmol/L、尿酸 538μmol/L,患者仍感腰酸、乏力。

患者于 2018 年 5 月开始以每周 2 次血液透析配合艾灸治疗,由医生在双侧肾俞、中脘、神阙、关元等穴区探及热敏穴位。温和灸肾俞穴时,患者感脐周有热感,并感艾热渐渐向双下肢传导至足心;温和灸中脘、神阙、关元穴区时,起初仅仅感局部耐热、温热舒适,施灸 1 周后患者感腹腔凉气由内向外冒,持续数分钟后感艾热逐渐向腹腔内渗透。每次选取上述热敏穴位 1~2 组,每天艾灸 1 次,每次 40~60 分钟,施灸 6 天,休息 1 天。艾灸 2 个月后,患者腰酸、乏力感减轻。医生鼓励患者坚定常灸信心,在家使用简易艾灸工具自灸,艾灸 3 个月后,患者腰酸、乏力感明显减轻,精气神开始提升。患者养成常灸习惯,坚持艾灸 13 个月后,2019 年 7 月复查肾功能示:肌酐 721μmol/L、尿素 14.2mmol/L,血压维持在 120~130/80~85mmHg,腰酸、乏力感基本消除,无贫血、皮肤瘙痒、骨痛等并发症,生活质量明显提高,且精力较好,更耐疲劳,纳食可,睡眠好。1 年后随访,效果稳定。

[按语]

1. 尿毒症是一种对健康危害极大的难以根治的慢性病。尿毒症早期,尤其是肾脏无明显萎缩患者,常灸能较好地减少患者厌食、腹胀、贫血、失眠、乏力、皮肤痒、骨酸痛及高脂血症等并发症,延缓病情进展,提高患者生活质量。

2. 尿毒症患者血肌酐高者常灸应配合血液透析,如果相关指标改善,可视情况而减少血液透析次数。

3. 治疗期间,如果出现严重并发症者应采取综合治疗。

4. 必须控制水、盐、钾、磷、蛋白的摄入量,戒烟限酒,适度运动,保持心情愉快,定期进行肾功能、电解质等监测。

第十一节　男性性功能障碍

男性性功能障碍是指男性阴茎勃起功能障碍,导致性生活不能正常进行的一种疾病。

本病属中医学"阳痿""早泄"范畴,是因房劳纵欲过度,久犯手淫,以致精气虚损,命门火衰,引起阳事不举;或思虑忧郁,伤及心脾,惊恐伤肾,使气血不足、宗筋失养而导致阳痿;亦有湿热下注,宗筋受灼而弛纵者。

一、临 床 表 现

1. 青壮年男性,在性生活时阴茎不能勃起、勃而不坚或坚而不持久,不能进行正常性生活。

2. 常伴有神倦乏力、腰膝酸软、畏寒肢冷、耳鸣等症状。

3. 夜间或清晨常有自发性勃起,排除器质性病变或药物所致的阳痿。

二、常 灸 方 法

按照常灸"十六字诀"进行科学、规范、持之以恒施灸不少于 3 个月,可在医生指导下自灸、家人灸或使用简易工具灸。

(一) 常灸选穴

关元、气冲、肾俞、腰阳关、血海。

(二) 常灸操作

1. 关元、气冲穴(图 11-11-1)区探感定位,找准热敏穴位,可觉热感深透至腹腔。

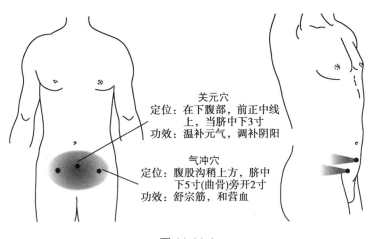

关元穴
定位：在下腹部,前正中线
上,当脐中下3寸
功效：温补元气,调补阴阳

气冲穴
定位：腹股沟稍上方,脐中
下5寸(曲骨)旁开2寸
功效：舒宗筋,和营血

图 11-11-1

2. 肾俞穴(图 11-11-2)区探感定位,找准热敏穴位,可觉热感深透至腹腔或扩散至腰骶部或向下肢传导。

3. 腰阳关穴(图 11-11-2)区探感定位,找准热敏穴位,可觉热感深透至腹腔,或扩散至腰骶部,或向下肢传导,或足心发热。

4. 血海穴(图 11-11-3)区探感定位,找准热敏穴位,感传可直接到达下腹部或局部不热腹部热。

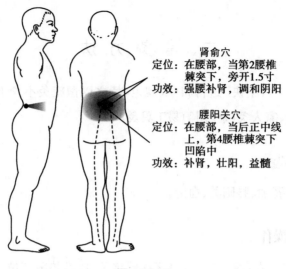

肾俞穴
定位：在腰部，当第2腰椎
　　　棘突下，旁开1.5寸
功效：强腰补肾，调和阴阳

腰阳关穴
定位：在腰部，当后正中线
　　　上，第4腰椎棘突下
　　　凹陷中
功效：补肾，壮阳，益髓

图 11-11-2

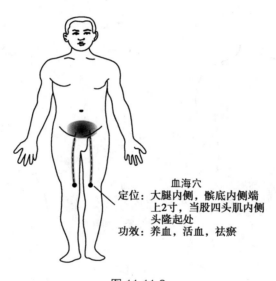

血海穴
定位：大腿内侧，髌底内侧端
　　　上2寸，当股四头肌内侧
　　　头隆起处
功效：养血，活血，祛瘀

图 11-11-3

（三）常灸疗程

　　每次选取上述 1~2 组热敏穴位，每次治疗不少于 40 分钟，在穴位热敏灸感消退后不宜继续施灸，平均每周施灸不少于 3 次，坚持艾灸不少于 3 个月。

三、验案举例

案例 1：刘某，男，39 岁，2015 年开始因工作紧张、劳累导致阳物不举，无法进行性生活，经中、西治疗，疗效不佳，偶有胸闷、心慌，平素神疲乏力，情绪焦虑，纳食差，寐差，不易入睡，体形偏胖。

于 2016 年 5 月开始进行艾灸，在医生指导下使用简易艾灸工具自灸关元、气冲等穴区。艾灸关元、气冲穴时，感小腹内热流涌动，渐渐出现艾热传至会阴部。每次选取上述热敏穴位 1~2 组，每天艾灸 1 次，每次 40~60 分钟，每周 4~6 次。艾灸 2 个月后患者神疲乏力、睡眠改善，但阳物不举无明显改善。医生嘱患者坚定常灸信心，按上法艾灸 3 个月后，患者神疲乏力、睡眠明显好转，偶有胸闷、心慌，阳物不举症状开始渐渐改善。患者已养成常灸习惯，坚持自灸 21 个月，体重减轻，腰围减小，性功能显著改善，可进行正常性生活，无胸闷心慌，且精力较旺盛，耐疲劳，走路有劲，吃饭香，容易入睡，气色佳，心情愉悦。1 年后随访，效果稳定。

案例 2：张某，男，44 岁，2016 年年初因过度悲伤后出现性欲明显减退，阳物不举，无法进行性生活，经常出现心慌、心悸，晨起腰膝酸软，精神郁闷，纳寐差，大便不成形，严重影响工作。辗转多家医院中西医药物诊治，疗效不佳。

于 2017 年 10 月开始进行艾灸，在医生指导下使用简易艾灸工具自灸肾俞、腰阳关、关元等穴区。艾灸肾俞、腰阳关穴时，出现艾热向腰部周围扩散并渐渐透热至腹腔；艾灸关元穴时感整个小腹热甚。每次选取上述灸感最强的热敏穴位 1~2 组，每天艾灸 1 次，每次 40~60 分钟，每周 4~6 次。艾灸 1 个月后，晨起腰膝酸软减轻，阳物仍然不能自举。按上法艾灸 2 个月后，腰膝酸软减轻，阳物偶尔可以自举。艾灸 3 个月后，阳物自举次数开始增加，偶有晨勃。患者遂坚定了常灸信心，养成常灸习惯，坚持艾灸 15 个月，性功能显著改善，可以进行性生活，腰膝酸软完全消除，大便成形通畅，无心慌心悸，且精力较旺盛，耐疲劳，工作积极，走路有劲，吃饭香，睡眠好，气色佳，心情愉悦。1 年后随访，效果稳定。

［按语］

1. 常灸对心因性阳痿疗效较好，应及早艾灸治疗。

2. 常灸温养心神对治疗阳痿很重要，可以养心安神、调畅情志、增强信心，从而改善阳痿症状。

3. 忌滥服药物,忌盲乱投医,应到医院查明病因,正规治疗,更不可讳疾忌医。

第十二节　慢性前列腺炎

慢性前列腺炎是青壮年男性常见病,以发病缓慢、症状复杂、病程迁延、顽固难愈、容易复发为特征。

中医学认为本病与思欲不遂、房劳过度、相火妄动、酒色劳倦、湿热下注、败精瘀阻等因素有关。

一、临 床 表 现

1. 症状分为两类,一为下尿路刺激症状,二为炎症反应或反射性疼痛症状。表现为不同程度的尿频、尿急、尿痛,尿不尽感,尿道灼热,于晨起、尿末或大便时尿道有少量白色分泌物流出,会阴部、外生殖器区、下腹部、耻骨上区、腰骶及肛门周围坠胀、疼痛。

2. 前列腺触诊:腺体饱满,或软硬不均,或有炎性结节,或质地较韧;可有局限性压痛;腺体大小可增大、正常、缩小。

3. 前列腺液镜检白细胞≥10 个 /HP;卵磷脂小体减少或消退。

凡符合 1 和 2、3 中任何 1 项即可确诊。

二、常 灸 方 法

按照常灸"十六字诀"进行科学、规范、持之以恒施灸不少于 3 个月,可在医生指导下自灸、家人灸或使用简易工具灸。

(一) 常灸选穴

关元、中极、肾俞、命门、次髎。

(二) 常灸操作

1. 关元、中极穴(图 11-12-1)区探感定位,找准热敏穴位,可觉热感深透至腹腔并沿带脉传至腰骶部。

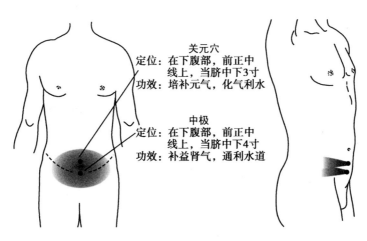

关元穴
定位：在下腹部，前正中线上，当脐中下3寸
功效：培补元气，化气利水

中极
定位：在下腹部，前正中线上，当脐中下4寸
功效：补益肾气，通利水道

图 11-12-1

2. 肾俞穴(图 11-12-2)区探感定位,找准热敏穴位,可觉热感透至深部并扩散至腰背部或向下腹部传导。

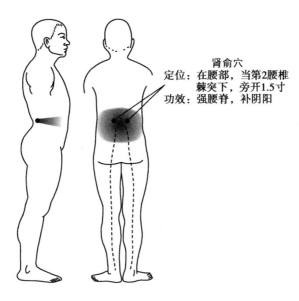

肾俞穴
定位：在腰部，当第2腰椎棘突下，旁开1.5寸
功效：强腰脊，补阴阳

图 11-12-2

3. 命门、次髎穴（图11-12-3）区探感定位，找准热敏穴位，可觉热感透至深部并扩散至腰背部或向下腹部传导。

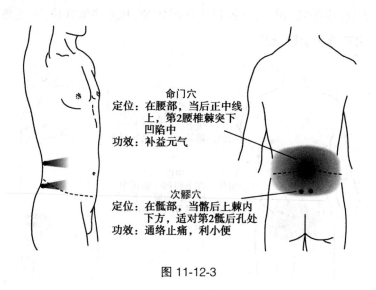

命门穴
定位：在腰部，当后正中线上，第2腰椎棘突下凹陷中
功效：补益元气

次髎穴
定位：在骶部，当髂后上棘内下方，适对第2骶后孔处
功效：通络止痛，利小便

图 11-12-3

（三）常灸疗程

每次选取上述 1~2 组热敏穴位，每次治疗不少于 40 分钟，在穴位热敏灸感消退后不宜继续施灸，平均每周施灸不少于 3 次，坚持艾灸不少于 3 个月。

三、验案举例

案例1：王某，男，42 岁，2015 年 5 月开始反复出现尿频、尿急、排尿不尽，白天排尿次数为 20 余次，夜尿 2~3 次，排尿时偶有灼痛，尿道口有白色分泌物，腰骶部酸痛，会阴部胀痛，平素易疲劳。遂至当地医院诊治，诊断为慢性前列腺炎，经中西医药物治疗，效果不佳。

于 2017 年 5 月开始在医生指导下使用简易艾灸工具自灸。艾灸中极、关元等穴区时自觉热感向小腹内渗透，渐渐透至腰骶部，并向会阴部扩散；艾灸命门、肾俞穴时感热感向腹部深部渗透。每次选取上述灸感最强的热敏穴位 1 组，每天艾灸 1 次，每次 40~60 分钟，每周 4~6 次。艾灸 1 个月后，腰骶部酸痛、会阴部胀痛缓解，但尿频、尿急、尿不尽等症状无明显改善。嘱患者坚定常灸信心，继续按上法，艾灸 2 个月后，白天排尿次数减少为 15~18 次，夜尿 1~2 次，艾灸 3 个月后，白天排尿次数减少为 10~12 次，夜尿 1 次。患者已经养成常灸习惯，坚持自灸 8 个月，尿频、尿急、排尿不尽、腰骶部酸痛等症状完全消除，白天排尿次数减少为 7~8 次，且排尿通畅有力，精力充沛，耐疲劳，气色好，腰肌有力。1 年后随访，效果稳定。

案例 2：刘某，男，45 岁，2016 年 7 月无明显诱因出现尿频、尿急，饮 200ml 水后 1 小时内小便 3~4 次，日排尿次数 20 余次，夜尿 3~4 次，尿道口分泌白色黏液，伴阴囊部坠胀感，腰膝酸软，神疲乏力，严重影响了生活质量。遂至当地医院就诊，诊断为慢性前列腺炎，经中西医药物治疗，症状无明显改善。

于 2017 年 5 月开始在医生指导下使用简易艾灸工具自灸。艾灸中极、关元等穴区时自觉小腹内热流涌动；艾灸命门、双侧次髎时，自觉艾热向腹部深处渗透，并渐渐透至会阴部。每次选取上述热敏穴位 1~2 组，每天艾灸 1 次，每次 40~60 分钟，每周 4~6 次。艾灸 1 个月后，患者腰膝酸软、神疲乏力稍改善，仍尿频、尿急、白天排尿次数多。医生鼓励患者坚定常灸信心，按上法继续艾灸 2 个月后，患者尿频、尿急、白天排尿次数多症状开始出现明显改善，日排尿次数减少为 12~14 次。患者已经养成常灸习惯，坚持自灸 1 年，尿频、尿急等症状显著改善，日排尿次数减少为 8~9 次，生活质量明显提高，且吃饭香，睡眠好，精力较好，耐疲劳，少有感冒，气色好，心情愉快。1 年后随访，效果稳定。

［按语］

1. 慢性前列腺炎由于其病变部位较为特殊，药物治疗效果不显著，常灸能调节免疫、抗炎、改善局部血液循环，故有较好疗效。

2. 注意防寒保暖，戒烟限酒，性生活适度，劳逸结合。

第十三节 前列腺增生

前列腺增生是指因增生的前列腺挤压尿道，导致一系列排尿障碍症状，如尿频、尿急、尿流细弱、尿不尽等排尿障碍，严重影响患者的生活质量。该疾病是中老年男性常见病。

本病属中医学"癃闭"范畴，与年老体衰、肾气亏虚、劳累过度、情志刺激、外感六淫、饮食不节、败精瘀血、湿热蕴结等因素有关。

一、临 床 表 现

1. 梗阻症状：进行性排尿困难，排尿迟缓，尿线细而无力，排尿不尽，尿末滴沥，严重时尿潴留。

2. 刺激症状：尿频、尿急、夜尿增多，急迫性尿失禁。

3. 其他伴随症状：如血尿、结石、肾积水、尿路感染等。

二、常 灸 方 法

按照常灸"十六字诀"进行科学、规范、持之以恒施灸不少于 3 个月，可在医生指导下自灸、家人灸或使用简易工具灸。

（一）常灸选穴

关元、中极、命门、大肠俞、次髎。

（二）常灸操作

1. 关元、中极穴（图 11-13-1）区探感定位，找准热敏穴位，可觉热感深透

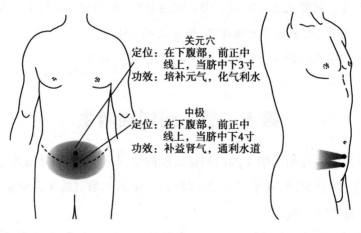

关元穴
定位：在下腹部，前正中
线上，当脐中下3寸
功效：培补元气，化气利水

中极
定位：在下腹部，前正中
线上，当脐中下4寸
功效：补益肾气，通利水道

图 11-13-1

至腹腔并沿带脉传至腰骶部或下腹部。

2. 大肠俞穴（图11-13-2）区探感定位，找准热敏穴位，可觉热感深透至腹腔或向两侧沿带脉扩散传至腹部。

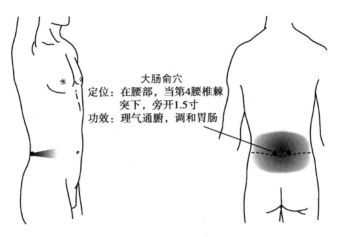

大肠俞穴
定位：在腰部，当第4腰椎棘突下，旁开1.5寸
功效：理气通腑，调和胃肠

图 11-13-2

3. 命门、次髎穴（图11-13-3）区探感定位，找准热敏穴位，可觉热感透至深部并扩散至腰背部或向下腹部传导。

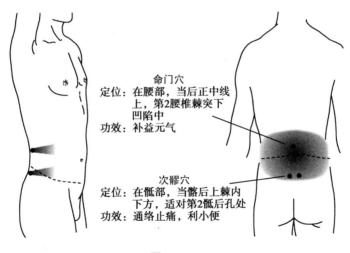

命门穴
定位：在腰部，当后正中线上，第2腰椎棘突下凹陷中
功效：补益元气

次髎穴
定位：在骶部，当髂后上棘内下方，适对第2骶后孔处
功效：通络止痛，利小便

图 11-13-3

（三）常灸疗程

每次选取上述1~2组热敏穴位，每次治疗不少于40分钟，在穴位热敏灸

感消退后不宜继续施灸,平均每周施灸不少于 3 次,坚持艾灸不少于 3 个月。

三、验 案 举 例

案例 1:刘某,男,62 岁,7 年前开始出现尿频、尿等待、尿不净,夜尿 3~4 次,影响睡眠,白天神疲乏力,精神焦虑,至当地医院诊治,诊断为前列腺增生,予口服药物治疗,疗效不佳。

近 1 年症状加重,于 2017 年 8 月开始在医生指导下使用简易艾灸工具自灸。艾灸关元、中极等穴时感艾热徐徐向小腹深部渗透,并向会阴部传导;艾灸肾俞、次髎穴时感艾热向腹腔渗透至脐周。每次选取上述灸感最强的热敏穴位 1 组,每天艾灸 1 次,每次 40~60 分钟,每周 4~6 次。艾灸 1 个月后尿等待时间改善,夜尿次数为 2~3 次。艾灸 3 个月后,尿频、尿等待、尿不净等症状开始明显减少,夜尿 1 次,不影响睡眠。患者坚定了常灸信心,已经养成常灸习惯,坚持自灸 12 个月,尿频、尿等待、尿不净等症状消除,夜尿偶尔 1 次,且吃饭香,睡眠好,精力较旺盛,更耐疲劳,少有感冒,气色好,心情愉快。1 年后随访,效果稳定。

案例 2:李某,男,70 岁,2002 年开始出现尿频,尿等待,排尿困难,夜尿增多,每晚 4~5 次,严重影响睡眠,纳食差,大便稀,每日 1~2 次。前往当地医院诊治,诊断为前列腺增生,予口服药物治疗,疗效不佳。

近 2 年来症状加重,夜尿 5~6 次,影响睡眠,于 2016 年 9 月开始在医生指导下使用简易艾灸工具自灸。艾灸关元、中极等穴时,感艾热扩散至会阴部,并渗透至小腹内;艾灸命门、大肠俞两穴,感艾热向深部渗透至脐周,并渐渐向会阴部渗透。每次选取上述热敏穴位 1~2 组,每天艾灸 1 次,每次 40~60 分钟,每周 4~5 次。艾灸 1 个月后,患者尿等待时间缩短,小便较前通畅,但夜尿次数为 3~4 次。嘱患者坚定常灸信心,按上法继续艾灸 3 个月后,患者尿频、尿等待开始明显改善,夜尿次数为 1~2 次,精气神明显提升。患者已经养成常灸习惯,坚持艾灸 20 个月,小便有力、通畅,夜尿 1~2 次,大便成形,且精力较旺盛,食欲增加,耐疲劳,睡眠质量明显提高。1 年后随访,效果稳定。

[按语]

1. 常灸具有温补肾阳、通调水道的作用,从而达到促进膀胱气化、通利小便的功效,对本病有较好的疗效。

2. 坚持适当体育锻炼,注意防寒保暖,戒除烟酒,性生活适度,劳逸结合、调畅情志。

第十四节　子宫腺肌病

子宫腺肌病,是指子宫内膜腺体和间质侵入子宫肌层形成弥漫或局限性的病变。主要表现为痛经、腹胀,痛经一般出现在经期前后 1 周左右,一般是进行性加重。

中医学认为本病由气滞、寒凝、热灼、气虚、肾虚导致瘀血阻滞冲任、胞宫,经行不畅则痛经。瘀血阻滞冲任、胞宫为主要病机。

一、临 床 表 现

1. **月经失调**　通常都会出现经期延长、月经量变多的现象。部分患者还会有月经前后少量出血的情况,有些严重的患者甚至会因此而出现贫血。

2. **痛经**　一般都是在月经来临之前的 1 周左右出现疼痛,直到月经期结束才会缓解。

二、常 灸 方 法

按照常灸"十六字诀"进行科学、规范、持之以恒施灸不少于 3 个月,可在医生指导下自灸、家人灸或使用简易工具灸。

(一) 常灸选穴

关元、子宫、次髎、三阴交。

(二) 常灸操作

1. 关元、子宫穴(图 11-14-1)区探感定位,找准热敏穴位,可觉热感透至

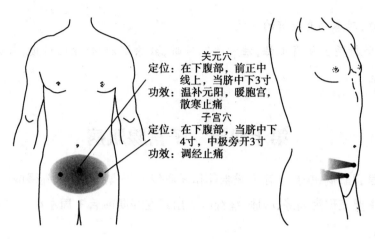

关元穴
定位：在下腹部，前正中
线上，当脐中下3寸
功效：温补元阳，暖胞宫，
散寒止痛
子宫穴
定位：在下腹部，当脐中下
4寸，中极旁开3寸
功效：调经止痛

图 11-14-1

腹腔并扩散至整个腹部。

2. 次髎穴（图 11-14-2）区探感定位，找准热敏穴位，可觉热感深透至腹腔或扩散至腰骶部或向下肢传导。

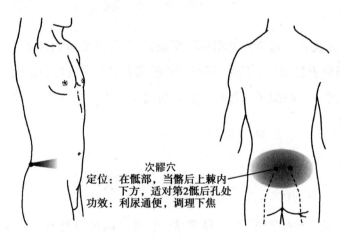

次髎穴
定位：在骶部，当髂后上棘内
下方，适对第2骶后孔处
功效：利尿通便，调理下焦

图 11-14-2

3. 三阴交穴（图 11-14-3）区探感定位，找准热敏穴位，感传可直接到达腹部或局部不热腹部热。

（三）常灸疗程

每次选取上述 1~2 组热敏穴位，每次治疗不少于 40 分钟，在穴位热敏灸感消退后不宜继续施灸，平均每周施灸不少于 3 次，坚持艾灸不少于 3 个月。

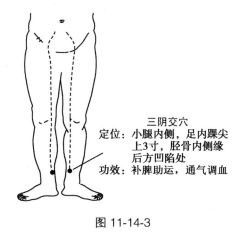

三阴交穴
定位：小腿内侧，足内踝尖
上3寸，胫骨内侧缘
后方凹陷处
功效：补脾助运，通气调血

图 11-14-3

三、验案举例

案例 1：熊某，女，38 岁，2008 年开始出现经期腹痛，小腹部坠胀感，未予重视。2009 年因重度失眠半年后，出现月经期大出血，经量增多，行经期间小腹胀痛加重，肛门处坠胀感明显。至当地医院诊治，行经阴道彩超示：子宫腺肌病。之后患者经期腹痛，伴肛门坠胀呈进行性加重，平素精神欠佳，神疲乏力，腰骶部疼痛，畏风怕冷，活动后易汗出，纳可，寐差，二便调。患者经期常常使用双氯芬酸钠塞肛以缓解疼痛，起初有效，但近 1 年来效果不佳。

于 2016 年 5 月开始进行艾灸，医生在次髎、关元、子宫等穴区探及热敏穴位。艾灸次髎穴区时，患者感艾热渐渐渗透至小腹内，并渐渐向双下肢传导至足心；艾灸关元、子宫穴区时，患者感腹腔内热感明显，并渗透至腰骶部。每次选取上述灸感最强的热敏穴位 1 组，每天艾灸 1 次，每次 40~60 分钟，每周 4~6次。艾灸 1 个月后，患者经期腹痛、腰骶部疼痛稍缓解，但疼痛仍比较剧烈，肛门坠胀感明显。按上法，继续艾灸 2 个月后，患者经期腹痛、腰骶部疼痛、肛门坠胀感持续时间较前缓解，但疼痛程度仍比较剧烈。嘱患者坚定常灸信心，由医生指导患者在家使用简易艾灸工具自灸，行经前 1 周连续艾灸 5~6 次，其余时间每周艾灸 4~5 次，艾灸 4 个月后，患者经期腹痛、肛门坠胀感明显缓解，疼痛程度也开始显著减轻，精气神不断提升。患者已养成常灸习惯，坚持艾灸 11个月，经期腹痛、肛门坠胀感、腰骶部疼痛等症状消除，且精力较好，更耐风寒，面色红润,不易疲劳,睡眠好。1年后随访,效果稳定。

案例 2:涂某,女,42 岁,3 年前因行剖宫产手术,术后渐渐出现经期腹部疼痛难忍,疼痛剧烈时伴有恶心呕吐,影响睡眠,平素精神差,易疲劳,腰部酸胀,纳寐差,二便正常。当地医院诊断为:子宫腺肌病。疼痛发作时口服止痛药物治疗有效,但近半年来经中西医治疗效果均不佳。

于 2017 年 8 月开始进行艾灸,医生在次髎、关元、子宫、三阴交等穴区探及热敏穴位。艾灸次髎穴区时,患者感小腹内热甚,并渐渐感双足心烘热;艾灸关元、子宫穴区时,患者感小腹内艾热明显,并渗透至腰骶部;艾灸三阴交穴区时感艾热渐渐沿着小腿内侧向上传导。每次选取上述热敏穴位 1~2 组,每天艾灸1 次,每次 40~60 分钟,每周 4~6 次。艾灸 1 个月后,患者经期腹痛、腰部酸胀疼痛程度稍缓解,疼痛时仍伴有恶心呕吐,但疼痛持续时间无明显变化。嘱患者坚定常灸信心,由医生指导患者在家使用简易艾灸工具自灸,按上法艾灸 2 个月后,患者经期腹痛、腰部酸胀感疼痛较前缓解,疼痛持续时间稍减少。艾灸 4个月后,患者经期腹痛、腰部酸胀感开始明显缓解,疼痛时无恶心呕吐,疼痛持续时间也开始显著缩短,精气神越来越好。患者已养成常灸习惯,坚持艾灸 8个月,经期腹痛、腰部酸胀感完全消除,且精力较旺盛,更耐疲劳,耐风寒,面色红润,睡眠好。1年后随访,效果稳定。

[按语]

1. 子宫腺肌病引起的继发性痛经属于难治性病证,常灸具有温肾暖宫、活血通络的功效,通常需要艾灸 3 个月以后,才能达到较好的疗效。

2. 月经前后和行经期应注意防寒保暖,避免劳累,并注意精神调养,保持心情舒畅很重要。

第十五节 偏 头 痛

偏头痛是一种反复发作的头部血管舒缩功能障碍引起的以头痛为主的病证。

本病属中医学"头痛""头风"范畴,是由于外感或内伤致使肝、脾、肾等脏腑功能失调,痰浊瘀血,痹阻经脉,气血阻塞不通而发本病。

一、临 床 表 现

1. 多在青春期起病,以女性多见,可有家族史。

2. 每次发作持续 4~72 小时不等,疼痛为单侧、搏动性,活动后头痛加重,可伴恶心、呕吐、畏光、畏声等。

3. 部分病人有抑郁、欣快、不安或倦睡等精神症状以及厌食、口渴等消化道症状。

二、常 灸 方 法

按照常灸"十六字诀"进行科学、规范、持之以恒施灸不少于 3 个月,可在医生指导下自灸、家人灸或使用简易工具灸。

(一) 常灸选穴

风池、率谷、日月、阳陵泉、足窍阴。

(二) 常灸操作

1. 风池穴(图 11-15-1)区探感定位,找准热敏穴位,可觉热感深透或扩散至头项部。

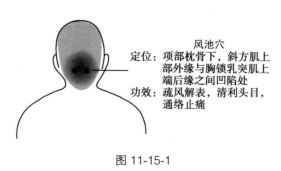

风池穴
定位:项部枕骨下,斜方肌上部外缘与胸锁乳突肌上端后缘之间凹陷处
功效:疏风解表,清利头目,通络止痛

图 11-15-1

2. 率谷穴(图 11-15-2)区探感定位,找准热敏穴位,可觉热感深透颅内或扩散至颞部或自觉局部有紧、压、酸、胀感。

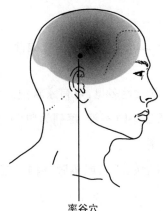

率谷穴
定位：头部，耳尖直上入发际
1.5寸处
功效：祛风热，利头目

图 11-15-2

3. 日月穴(图 11-15-3)区探感定位,找准热敏穴位,可觉热感深透或扩散至两胸侧。

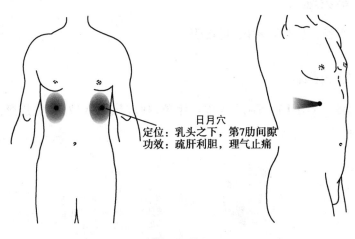

日月穴
定位：乳头之下，第7肋间隙
功效：疏肝利胆，理气止痛

图 11-15-3

4. 阳陵泉穴(图 11-15-4)区探感定位,找准热敏穴位,可觉热感传至头部。

5. 足窍阴穴(图 11-15-5)区探感定位,找准热敏穴位,可觉局部不热头面热。

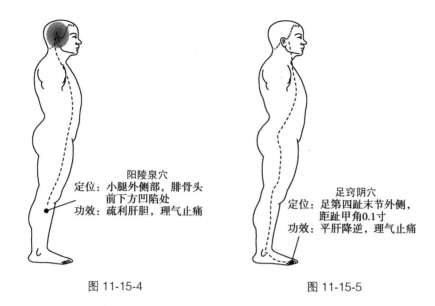

阳陵泉穴
定位：小腿外侧部，腓骨头
前下方凹陷处
功效：疏利肝胆，理气止痛

图 11-15-4

足窍阴穴
定位：足第四趾末节外侧，
距趾甲角0.1寸
功效：平肝降逆，理气止痛

图 11-15-5

（三）常灸疗程

每次选取上述 1~2 组热敏穴位，每次治疗不少于 40 分钟，在穴位热敏灸感消退后不宜继续施灸，平均每周施灸不少于 3 次，坚持艾灸不少于 3 个月。

三、验案举例

案例 1：汪某，女，35 岁，3 年前因工作压力大开始反复出现左侧前额、后枕部疼痛，发作时每天头痛持续 5~6 小时，平均每月发作 1~2 次，每因心情不愉快或紧张劳累后诱发，伴头晕，大便稀，纳寐差，平素易疲劳。

近半年头痛发作频率增加，于 2017 年 6 月开始在医生指导下使用简易艾灸工具自灸。艾灸风池穴区时，感艾热向颅内渗透，并渐渐向头顶传导；艾灸率谷穴区时，自觉热感深透颅内或扩散至头面侧部；艾灸阳陵泉穴区时，感艾热可直接到达头面部。每次选取上述灸感最强的热敏穴位 1 组，每天艾灸 1 次，每次 40~60 分钟，每周 3~4 次。自灸 1 个月后，头痛持续时间缩短为 3~4 小时，但仍反复发作。按上法，继续艾灸 2 个月后，每次发作时头痛持续 2~3 小时，发作次数减少。艾灸 3 个月后，头痛发作次数明显减少，每次发作时持续 1~2 小时，精气神提升。患者坚定了常灸信心，已经养成常灸习惯，坚持艾灸 10 个月后，头痛完全消除,大便成形通畅,且精力更旺盛,更耐疲劳,面色红润,吃饭香,睡眠好,心情舒畅。半年后随访,头痛未见复发。

案例2:谌某,女,46岁,4年前开始出现左侧颞枕部疼痛,每因感受风寒、情绪不愉快时加重,疼痛剧烈时伴有恶心、呕吐,平均每月发作1次,平素烦躁易怒,注意力不集中。

近1年头痛发作次数增加,于2017年3月开始在医生指导下使用简易艾灸工具自灸。艾灸率谷穴时感头部温热舒适;艾灸风池穴时,感艾热如水柱向头颅内渗透。每次选取上述热敏穴位1~2组,每天艾灸1次,每次40~60分钟,每周4~5次。自灸1个月后,左侧颞枕部疼痛缓解,但仍有反复发作。按上法,继续艾灸3个月后,患者左侧颞枕部疼痛发作次数开始减少,发作时疼痛程度明显减轻。患者坚定了常灸信心,已经养成常灸习惯,坚持艾灸8个月,头痛完全消除,且精力较旺盛,精神集中,更耐风寒,走路有劲,睡眠好,气色佳,心情舒畅。半年后随访,头痛未见复发。

[按语]

1. 常灸能激发经气,疏通经络,对本病疗效确切,但调畅情绪也非常重要。

2. 注意劳逸结合,适当体育活动,避风寒,限食辛辣及烟酒,保持大便通畅。

第十六节 失 眠

失眠通常指入睡困难或维持睡眠障碍(易醒、早醒和再入睡困难),导致睡眠时间减少或质量下降,不能满足个体生理需要,明显影响日间社会功能或生活质量。

本病属中医学"不寐""不得眠"等范畴,其主要病机为脏腑阴阳失调,气血失和,以致心神失养或心神不安,阳不入阴,阴不含阳,神不守舍;或跷脉功能失调,阳跷脉亢盛,阴跷脉失于对其制约,阴不制阳,而致失眠。

一、临床表现

1. 轻者入睡困难或睡而易醒,醒后不能再睡,重者彻夜难眠。

2. 常伴有头痛、头昏、心悸、健忘、多梦等症状。

二、常灸方法

按照常灸"十六字诀"进行科学、规范、持之以恒施灸不少于 3 个月,可在医生指导下自灸、家人灸或使用简易工具灸。

(一) 常灸选穴

百会、心俞、至阳、神阙、涌泉。

(二) 常灸操作

1. 百会穴(图 11-16-1)区探感定位,找准热敏穴位,可觉热感深透至脑内,或向前额或向后项沿督脉方向传导。

2. 心俞穴(图 11-16-2)区探感定位,找准热敏穴位,可觉热感深透至胸腔,或向上肢传导,或出现局部不热深部热。

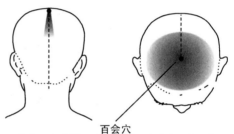

百会穴
定位:在头部,当前发际正中直上5寸, 或两耳尖连线中点处
功效:养神,定志

图 11-16-1

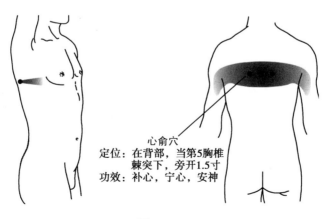

心俞穴
定位:在背部,当第5胸椎棘突下, 旁开1.5寸
功效:补心,宁心,安神

图 11-16-2

3. 至阳穴(图11-16-3)区探感定位,找准热敏穴位,可觉热感透至胸腔,或沿督脉向上向下传导,或扩散至整个背部,或有胸腔舒畅感。

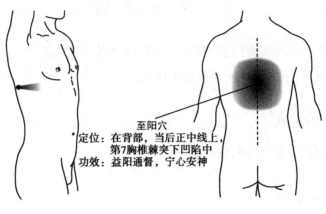

至阳穴
定位:在背部,当后正中线上,
第7胸椎棘突下凹陷中
功效:益阳通督,宁心安神

图 11-16-3

4. 神阙穴(图11-16-4)区探感定位,找准热敏穴位,可觉热感深透至腹腔,或出现局部不热深部热。

5. 涌泉穴(图11-16-5)区探感定位,找准热敏穴位,多出现透热或足底扩热。

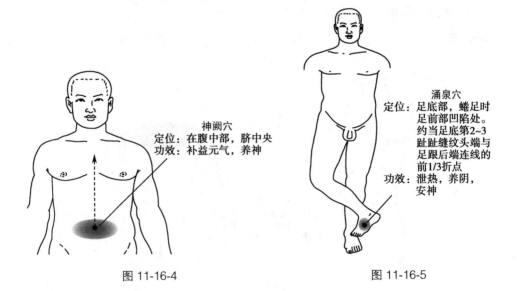

神阙穴
定位:在腹中部,脐中央
功效:补益元气,养神

涌泉穴
定位:足底部,蜷足时
足前部凹陷处。
约当足底第2~3
趾趾缝纹头端与
足跟后端连线的
前1/3折点
功效:泄热,养阴,
安神

图 11-16-4　　　　　图 11-16-5

（三）常灸疗程

每次选取上述 1~2 组热敏穴位，每次治疗不少于 40 分钟，在穴位热敏灸感消退后不宜继续施灸，平均每周施灸不少于 3 次，坚持艾灸不少于 3 个月。

三、验 案 举 例

案例 1：查某，女，56 岁，5 年前开始出现入睡困难、夜梦多，平均每晚睡 2~3 小时，口服半片米氮平片后可睡 4~5 个小时，平素精神萎靡，神疲乏力，记忆力差，精神焦虑。一直服用安定片，最多时服用 4 片，但睡眠无明显改善。

近半年症状加重，于 2016 年 12 月开始在医生指导下由家人帮助艾灸。艾灸百会穴区时，自觉热感渐渐渗透至颅内；艾灸神阙穴时，自觉腹腔深部热甚，并逐渐透至腰骶部；艾灸心俞穴区时，自觉施灸局部发胀且热感深透至胸腔，渐渐出现整个心前区热感明显；艾灸涌泉穴时热感充满整个足心，足底温热舒适。每次选取上述热敏穴位 1~2 组，每天艾灸 1 次，每次 40~60 分钟，每周 4~6 次。艾灸 1 个月后，每晚睡 3~4 小时，梦减少，仍有疲劳感。按上法，继续艾灸 3 个月后，患者每晚睡眠时间延长至 4~5 小时，深度睡眠为 2~3 小时，梦明显减少，睡眠质量提高，精气神提升，遂停用了安定药物。患者坚定了常灸信心，已经养成常灸习惯，坚持艾灸 18 个月，至今每晚睡眠 7~8 小时，偶尔做梦，且精力较旺盛，腿脚轻快，吃饭香，记忆力改善，脾气更好了。

案例 2：陈某，女，67 岁，10 年前开始出现入睡困难，平均每晚睡 2~3 小时，有时彻夜难以入睡，需口服安定 3 片才能入睡 4 小时。白天神疲乏力，记忆力差，形体偏瘦，纳食差。

近半年来口服安定效果不佳，于 2016 年 7 月开始在医生指导下使用简易艾灸工具自灸。艾灸百会穴区时，感艾热向整个头顶扩散；艾灸中脘、神阙穴区时，感胃脘部深处热感明显；艾灸心俞穴区时，自觉热感扩散至整个背部，继则出现渗透至胸腔；艾灸涌泉穴时，感足底温热舒适。每次选取上述灸感最强的热敏穴位 1 组，每天艾灸 1 次，每次 40~60 分钟，每周 4~6 次。自灸 1 个月后，患者晚上 10 点左右睡至凌晨 3 点左右,但醒后难以入睡。按上法,继续艾灸 3 个月后,患者睡眠时间为 5~6 个小时,白天神疲乏力感明显改善,精气神开始显著提升,故停用安眠药。患者坚定了常灸信心,已经养成了常灸习惯,坚持艾灸近 2 年,容易入睡了,睡眠时间长、睡眠更实了,且记忆力更好,精力更好,腿脚轻快,气色佳,吃饭香,体重增加。

［按语］

1. 常灸能养心安神,对治疗失眠疗效较好,且无药物的副作用,但对长期依赖安眠药的患者则效果较差。

2. 养成良好的睡眠习惯,生活有规律,可睡前温水泡脚,晚餐不宜过饱,睡前不饮茶和咖啡等饮料。

第十七节 脑 梗 死

脑梗死,又称缺血性脑卒中,是由于脑部供血障碍引起脑组织缺血、缺氧而发生坏死、软化,形成梗死灶的脑血管疾病。

本病属中医学“中风”范畴,在本为阴阳偏盛,气机逆乱;在标为风火相煽,痰浊壅塞,瘀血内阻。常见的病因有忧思恼怒,饮酒无度,或恣食肥甘,纵欲无度,或起居不慎等。

一、临 床 表 现

1. 常突然起病,一侧肢体活动不利,口眼㖞斜,流口水,吃东西掉饭粒,拿不了筷子。

2. 部分病人发病前有肢体麻木感、说话不清、一过性眼前发黑、头晕或眩晕、恶心等短暂脑缺血的症状。

3. 半身不遂可以是单个肢体或一侧肢体,可以是上肢比下肢重或下肢比上肢重,并可出现吞咽困难,说话不清,恶心、呕吐等,可伴头痛、眩晕、耳鸣,严重者很快昏迷不醒。

二、常灸方法

按照常灸"十六字诀"进行科学、规范、持之以恒施灸不少于 3 个月,可在医生指导下自灸、家人灸或使用简易工具灸。

(一) 常灸选穴

百会、风池、大椎、手三里、阳陵泉。

(二) 常灸操作

1. 百会穴(图 11-17-1)区探感定位,找准热敏穴位,可觉热感深透至颅内或沿督脉向前向后传导。

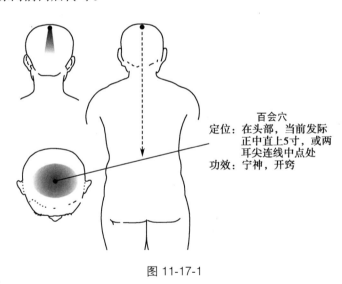

百会穴
定位:在头部,当前发际正中直上5寸,或两耳尖连线中点处
功效:宁神,开窍

图 11-17-1

2. 大椎、风池穴(图 11-17-2)区探感定位,找准热敏穴位,可觉热感深透或扩热。

3. 手三里穴(图 11-17-3)区探感定位,找准热敏穴位,可觉热感达头部。

4. 阳陵泉穴(图 11-17-4)区探感定位,找准热敏穴位,热感有时可达头部。

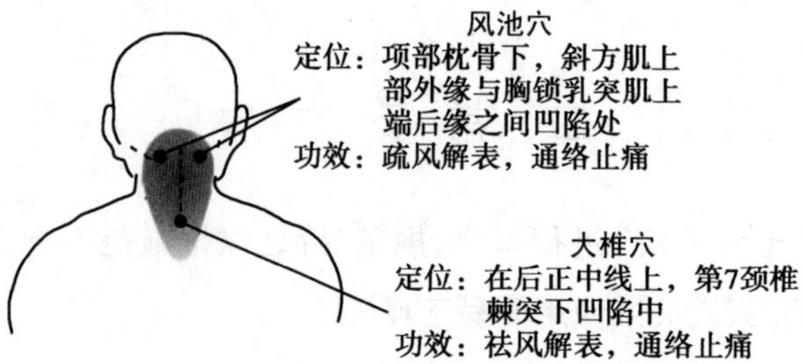

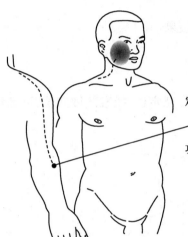

风池穴
定位：项部枕骨下，斜方肌上
部外缘与胸锁乳突肌上
端后缘之间凹陷处
功效：疏风解表，通络止痛

大椎穴
定位：在后正中线上，第7颈椎
棘突下凹陷中
功效：祛风解表，通络止痛

图 11-17-2

手三里穴
定位：在前臂背面桡侧，
当阳溪与曲池连
线上，肘横纹下
2寸处
功效：活血，通络

图 11-17-3

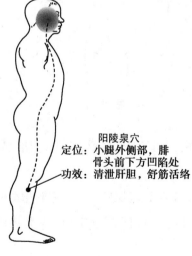

阳陵泉穴
定位：小腿外侧部，腓
骨头前下方凹陷处
功效：清泄肝胆，舒筋活络

图 11-17-4

（三）常灸疗程

每次选取上述 1~2 组热敏穴位,每次治疗不少于 40 分钟,在穴位热敏灸感消退后不宜继续施灸,平均每周施灸不少于 3 次,坚持艾灸不少于 3 个月。

三、验案举例

案例 1：崔某,男,73 岁,2017 年 1 月无明显诱因突发右侧肢体活动不利,渐渐出现神志模糊,由家人送至当地医院诊治,诊断为脑梗死,经治疗 5 天后神志渐渐清醒,但右侧肢体仍活动不利。治疗 1 个月左右,患者神志清楚,精神差,头昏沉,纳寐差,可拄拐缓慢跛行,遂出院后在家中自行锻炼。

于 2017 年 4 月开始进行艾灸,在医生指导下由家人帮助艾灸百会、风池、大椎等穴区。艾灸百会、风池、大椎穴区时,感热感渗透至大脑深处。每次选取上述灸感最强的热敏穴位 1 组,每天艾灸 1 次,每次 40~60 分钟,每周 4~5 次。艾灸 1 个月后,患者头昏沉感减轻,步行力量稍增加。按上法,继续艾灸 3 个月后,患者头昏沉感明显减轻,步行力量显著增加,可独立步行 50 米左右,精气神提升。患者及家属坚定了常灸信心,已经养成常灸习惯,坚持艾灸 16 个月,患者头昏沉感完全消除,步态基本正常,腿脚轻快,生活能自理,且精力较好,更耐疲劳,睡眠好。1 年后随访,效果稳定。

案例 2：刘某,男,65 岁,2016 年 6 月突发四肢麻木、头晕头痛、口齿不清、口眼㖞斜等症状,至当地医院诊治,诊断为脑梗死。在医院住院治疗后,四肢活动尚可,但仍有神疲乏力及四肢麻木、头晕头痛、口齿不清等后遗症。

于 2017 年 6 月开始在医生指导下由家人帮助艾灸。艾灸百会穴即感艾热向头顶周围扩散,且热量徐徐渗透至颅内;艾灸风池穴感艾热渐渐向深部渗透至颅内;艾灸大椎穴时温热舒适,并感艾热向周围扩散;艾灸手三里穴区时,感艾热沿着手臂到达头部。每次选取上述热敏穴位 1~2 组,每天艾灸 1 次,每次 40~60 分钟,每周 3~5 次。艾灸 2 个月后,患者头晕头痛、神疲乏力缓解,但仍有四肢麻木。医生鼓励患者及家属坚定常灸信心,按上法艾灸 3 个月后,患者头晕头痛、神疲乏力明显改善,四肢麻木开始减轻,精气神明显提升。患者及家属已经养成常灸习惯,坚持艾灸 13 个月,头晕头痛、神疲乏力、四肢麻木感完全消除,口齿较清楚,且精力较旺盛,腿脚有劲,更耐疲劳,气色佳,睡眠好。1 年后随访,效果稳定。

［按语］

1. 常灸对改善脑梗死相关的症状有较好疗效,且治疗越早疗效越好。

2. 坚定康复信心,避免情绪波动,心态平和,有利康复。

3. 有"三高"症(高血糖、高血脂、高血压)的患者应定期检查,做到无病先防,有病早治,有效预防复发。

第十八节　过敏性鼻炎

过敏性鼻炎是指鼻黏膜接触变应原后,由免疫球蛋白介导的炎症反应及其引发的一系列鼻部症状。

本病属中医学"鼻鼽"范畴,多由感受风邪或禀赋不足,阳气虚弱,肺、脾、肾三脏虚损,阳气不足,卫表不固,机体受到风邪外袭,导致肺气失宣,鼻窍不利而为病。

一、临 床 表 现

1. 有半年以上典型的过敏病史。

2. 喷嚏:每天数次阵发性发作,多在晨起时或夜晚接触变应原后立刻发作。

3. 清涕:为大量清水样鼻涕,有时可不自觉从鼻孔滴下。

4. 鼻塞:轻重程度不一,间歇性或持续性,单侧、双侧或两侧交替,表现不一。

5. 鼻痒:大多数感觉鼻内发痒,花粉症可伴有眼睛、外耳道、软腭等处发痒。

6. 有不同程度的嗅觉减退。

二、常 灸 方 法

按照常灸"十六字诀"进行科学、规范、持之以恒施灸不少于 3 个月,可在医生指导下自灸、家人灸或使用简易工具灸。

(一) 常灸选穴

上印堂、通天、风池、肺俞、神阙。

(二) 常灸操作

1. 上印堂穴(图 11-18-1)区探感定位,找准热敏穴位,可觉热感扩散至整个额部或额部紧压感。

2. 通天穴(图 11-18-2)区探感定位,找准热敏穴位,可觉热感深透或扩散或紧压感。

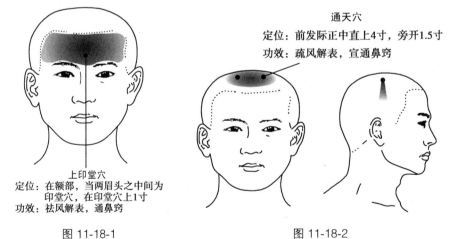

通天穴
定位:前发际正中直上4寸,旁开1.5寸
功效:疏风解表,宣通鼻窍

上印堂穴
定位:在额部,当两眉头之中间为印堂穴,在印堂穴上1寸
功效:祛风解表,通鼻窍

图 11-18-1　　　　　　　　　　图 11-18-2

3. 风池穴(图 11-18-3)区探感定位,找准热敏穴位,可觉热感深透或扩热。

4. 肺俞穴(图 11-18-4)区探感定位,找准热敏穴位,可觉热感透至胸腔或扩散至整个背部或热感向上肢传导。

5. 神阙穴(图 11-18-5)区探感定位,找准热敏穴位,可觉热感深透至腹腔。

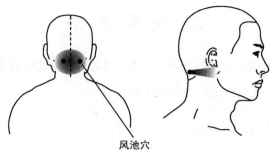

风池穴

定位：项部枕骨下，斜方肌上部外缘与胸
锁乳突肌上端后缘之间凹陷处
功效：疏风解表，清利头目，宣通鼻窍

图 11-18-3

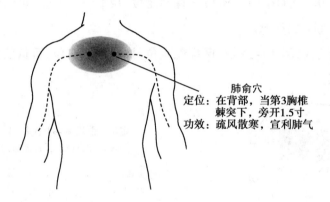

肺俞穴

定位：在背部，当第3胸椎
棘突下，旁开1.5寸
功效：疏风散寒，宣利肺气

图 11-18-4

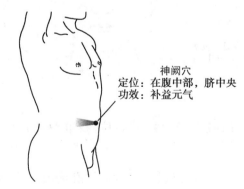

神阙穴

定位：在腹中部，脐中央
功效：补益元气

图 11-18-5

（三）常灸疗程

每次选取上述 1~2 组热敏穴位，每次治疗不少于 40 分钟，在穴位热敏灸感消退后不宜继续施灸，平均每周施灸不少于 3 次，坚持艾灸不少于 3 个月。

三、验案举例

案例 1：魏某，女，48 岁，2013 年初开始出现喷嚏频作、流大量清涕、鼻塞鼻痒等症状，平时神疲乏力，畏寒怕冷，易感冒。至当地医院求治，诊断为过敏性鼻炎，经手术治疗，术后症状缓解。2016 年 5 月晨起鼻塞鼻痒、打喷嚏、流清涕等症状复发加重，经药物治疗疗效不明显。

于 2016 年 7 月开始进行艾灸，在医生指导下使用简易艾灸工具自灸上印堂穴、神阙等穴区。艾灸上印堂穴时感艾热扩散至整个额头，偶有热感传至神庭穴附近；艾灸神阙等穴区时感艾热向腹腔深部渗透。每次选取上述热敏穴位 1~2 组，每天艾灸 1 次，每次 40~60 分钟，每周 4~6 次。艾灸 1 个月后，晨起鼻塞、喷嚏、流清涕等症状减轻，但受寒后易复发。按上法继续艾灸 3 个月后，患者晨起鼻塞、喷嚏、流清涕等症状开始明显减轻，发作次数减少，精气神渐渐提升。患者坚定了常灸信心，已经养成了常灸习惯，坚持艾灸已达 17 个月，患者鼻塞鼻痒、喷嚏、流清涕等症状消除了，且精力较好，更耐疲劳，耐风寒，不易感冒，睡眠好，气色佳。

案例 2：熊某，男，54 岁，2014 年 3 月出现晨起喷嚏频作、鼻塞鼻痒、流清涕、站立时流涕尤甚，平素易疲劳，遂前往当地医院求治，诊断为过敏性鼻炎，经中、西医治疗疗效不佳。

近半年晨起鼻塞、流清涕反复发作，于 2016 年 9 月开始进行艾灸，在医生指导下使用简易艾灸工具自灸上印堂、风池、神阙等穴区。艾灸上印堂穴时感额头中央有沉紧重压感；艾灸风池穴区时，感艾热向颅内渗透；艾灸神阙穴区时感艾热向腹腔深部渗透，渐渐透至腰骶部。每次选取上述灸感最强的热敏穴位 1 组，每天艾灸 1 次，每次 40~60 分钟，每周 4~5 次。自灸 2 个月后，鼻塞鼻痒、喷嚏、流清涕等症状减轻，但仍容易反复发作。按上法继续艾灸 4 个月后，晨起鼻塞鼻痒、喷嚏、流清涕诸症好转 80%,精气神渐渐提升。患者坚定了常灸信心,养成常灸习惯,坚持自灸 20 个月,鼻塞鼻痒、喷嚏、流清涕等症状完全消除,更耐风寒,少有感冒,吃饭香,睡眠好,气色佳。1 年后随访,效果稳定。

[按语]

1. 常灸具有温阳通气、宣通鼻窍、增强免疫力等功效,能有效改善过敏性鼻炎症状,但必须保持持之以恒的常灸耐心。

2. 尽量远离变应原,注意气候变化,防寒保暖,加强锻炼,增强抵抗力。

第十九节　慢性荨麻疹

荨麻疹是指皮肤黏膜的毛细血管扩张、充血,大量液体渗出,皮肤局部水肿形成本病,病程超过 6 周者称为慢性荨麻疹。其特征是全身泛发风团,皮疹来去迅速,消退不留痕迹,自觉痒甚。中医学认为本病与风邪外侵、营卫失调有关。

一、临 床 表 现

1. 突然发生大小不等的、红色或白色风团,数小时后又迅速消退,并不断成批发出。每日发生一批或几批,持续 1 周至 1 个月左右停止发生。

2. 慢性者反复发作,病程超过 6 周,或长达数月甚至数年。

3. 黏膜也可受累:发生在胃肠道可有腹痛及腹泻,如生在喉头黏膜可有闷气、呼吸困难,甚至引起窒息。

4. 常有进食某种蛋白质类食物史或药物过敏史。如鱼、虾等海鲜;或对冷空气过敏;或体内有肠寄生虫、慢性病灶;或和日光、热、摩擦和压力等物理因素有关。

二、常 灸 方 法

按照常灸"十六字诀"进行科学、规范、持之以恒施灸不少于 3 个月,可在医生指导下自灸、家人灸或使用简易工具灸。

（一）常灸选穴

肺俞、至阳、膈俞、神阙、曲池、血海、三阴交。

（二）常灸操作

1. 肺俞穴（图 11-19-1）区探感定位，找准热敏穴位，可觉热感透至胸腔或扩散至整个背部，或热感向上肢传导。

2. 至阳穴（图 11-19-1）区探感定位，找准热敏穴位，可觉热感透至胸腔或沿督脉方向向上下传导。

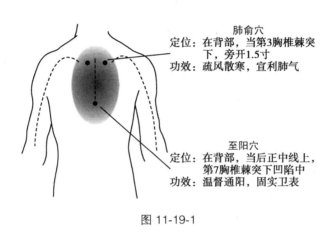

肺俞穴
定位：在背部，当第3胸椎棘突下，旁开1.5寸
功效：疏风散寒，宣利肺气

至阳穴
定位：在背部，当后正中线上，第7胸椎棘突下凹陷中
功效：温督通阳，固实卫表

图 11-19-1

3. 膈俞穴（图 11-19-2）区探感定位，找准热敏穴位，可觉热感深透至腹腔或扩散至背腰部或沿两侧扩散至胸部。

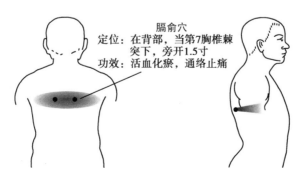

膈俞穴
定位：在背部，当第7胸椎棘突下，旁开1.5寸
功效：活血化瘀，通络止痛

图 11-19-2

4. 神阙穴（图 11-19-3）区探感定位，找准热敏穴位，可觉热感深透至腹腔。

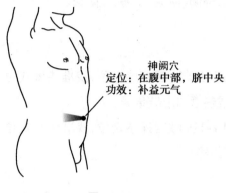

神阙穴
定位：在腹中部，脐中央
功效：补益元气

图 11-19-3

5. 曲池穴（图 11-19-4）区探感定位，找准热敏穴位，可觉热感深透向上或向下沿手阳明大肠经传导。

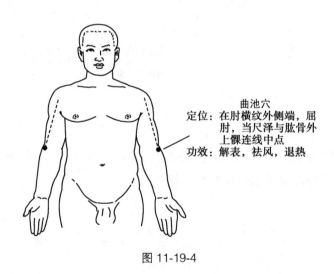

曲池穴
定位：在肘横纹外侧端，屈
肘，当尺泽与肱骨外
上髁连线中点
功效：解表，祛风，退热

图 11-19-4

6. 血海穴（图 11-19-5）区探感定位，找准热敏穴位，可觉热感深透或向上或向下沿足太阴脾经传导。

7. 三阴交穴（图 11-19-6）区探感定位，找准热敏穴位，可觉热感深透或向上或向下沿足太阴脾经传导。

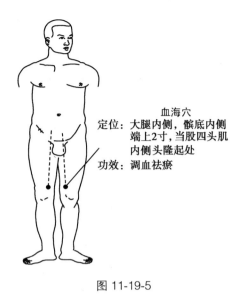

血海穴
定位：大腿内侧，髌底内侧
端上2寸，当股四头肌
内侧头隆起处

功效：调血祛瘀

图 11-19-5

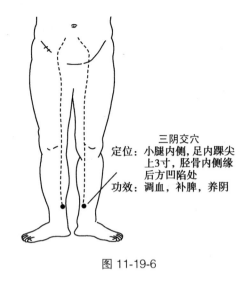

三阴交穴
定位：小腿内侧，足内踝尖
上3寸，胫骨内侧缘
后方凹陷处

功效：调血，补脾，养阴

图 11-19-6

（三）常灸疗程

每次选取上述 1~2 组热敏穴位，每次治疗不少于 40 分钟，在穴位热敏灸感消退后不宜继续施灸，平均每周施灸不少于 3 次，坚持艾灸不少于 3 个月。

三、验 案 举 例

案例 1：白某，女，50 岁，2015 年 2 月开始出现躯干、四肢部团状红色皮疹，伴瘙痒，时发时止。2017 年 5 月始皮肤瘙痒发作频次明显增加，平均每周 3~4 次，晚上皮肤瘙痒难忍，影响睡眠，当地医院诊断为慢性荨麻疹。经中、西医药物治疗，服药期间起初效果较好，但停药后反复发作。

于 2017 年 7 月开始进行艾灸，医生在肺俞、曲池、血海、神阙等穴区探及穴位热敏。当于肺俞穴施温和灸时，数分钟后患者感艾热如"水柱"般向胸腔深部渗透，并逐渐沿后背正中向上呈片状扩散；于曲池穴施温和灸时，患者感热流沿上臂、前臂外侧双向传导；于血海穴施灸时，患者感热流向腹部方向传导；于神阙穴施灸时，患者感热流向下腹部扩散，感下腹部温暖舒适，数分钟后渐渐感双足心温热。每次选取上述灸感最强的热敏穴位 1~2 组，每天艾灸 1 次，每次40~60 分钟，连续施灸 6 天，休息 1 天，艾灸 1 个月后，躯干、四肢部团状红色皮疹出现频率减少,但晚上仍有时瘙痒难忍。嘱患者继续按上法养成常灸习惯,在家使用简易艾灸工具自灸,坚持施灸 3 个月后,皮肤瘙痒仅仅出现 3 次,继续按上法,患者坚持自灸 6 个月后,躯干、四肢部团状红色皮疹伴瘙痒症状消除,且吃饭香,睡眠好,气色佳,心情舒畅。1 年后随访,效果稳定。

案例 2:贺某,男,32 岁,2016 年 6 月开始出现肩背部、腹部、四肢皮疹伴瘙痒反复发作,在当地医院诊断为慢性荨麻疹,虽经中、西药治疗,疗效一直不佳。

于 2018 年 4 月开始进行艾灸,医生在膈俞、曲池、血海、神阙等穴区探及穴位热敏。于膈俞穴处施灸,感艾热徐徐渗入胸腔深部,数分钟后整个肩背部感到温热似有蚁行感,并逐渐感艾热传导至肘关节曲池穴附近;于曲池穴施温和灸时,患者感热流沿前臂外侧渐渐扩散至手背;于血海穴施灸时,患者感热流向大腿内侧上下传导;于神阙穴施灸时,患者感下腹部深部温暖舒适,数分钟后渐渐感大腿内侧及双足心温热舒适。每次选取上述热敏穴位 1~2 组,每天艾灸 1 次,每次 40~60 分钟,每周 4~6 次。艾灸 1 个月后,患者皮疹伴瘙痒范围缩小,但仍有反复发作。患者坚定常灸信心,养成常灸习惯,在家使用简易艾灸工具自灸,坚持艾灸 3 个月后,患者皮疹伴瘙痒症状明显减轻,反复发作次数减少,精气神不断提升。按上法,继续自灸 6 个月后,患者皮肤皮疹、瘙痒等症状完全消除,无复发,且精力较旺盛,耐疲劳,吃饭香,睡眠好。1 年后随访,效果稳定。

[按语]

1. 常灸温阳扶正,祛风解表,温散郁热,调节免疫,改善内环境。坚持常灸对本症有较好疗效,但也要积极寻找并去除病因。

2. 保持生活规律,加强体育锻炼,增强体质,适应寒热变化。

第二十节　慢性疲劳综合征

慢性疲劳综合征是亚健康的一种特殊表现,以持续或反复发作的严重疲劳(时间超过 6 个月)为主要特征的症候群,常见伴随症状有记忆力减退、头痛、咽喉痛、关节痛、睡眠紊乱,甚至出现焦虑、抑郁等精神症状。

本病属中医学"郁证""不寐""五劳""虚劳"范畴,多因禀赋不足,体质虚弱,邪气乘虚而入;郁怒不畅,情志不遂;烦劳过度;饮食不节,过饥过饱等因素,导致心、肝、脾、肺、肾及气血阴阳功能失调所致。

一、临 床 表 现

排除其他疾病的情况下疲劳持续 6 个月或者以上,并且同时至少具备下列 8 项中的 4 项,即可诊断为慢性疲劳综合征:

①记忆力减退或注意力下降;②咽痛;③颈部强直或腋下淋巴结肿大;④肌肉疼痛;⑤多发性关节痛;⑥反复头痛;⑦睡眠质量不佳,醒后不轻松;⑧体力或脑力劳动后连续 24 小时身体不适。

二、常 灸 方 法

按照常灸"十六字诀"进行科学、规范、持之以恒施灸不少于 3 个月,可在医生指导下自灸、家人灸或使用简易工具灸。

(一) 常灸选穴

大椎、至阳、命门、肾俞、中脘、神阙、关元、足三里。

(二) 常灸操作

1. 大椎、命门穴(图 11-20-1)区探感定位,找准热敏穴位,可觉热感沿头项背腰部督脉传导。

2. 至阳穴(图 11-20-1)区探感定位,找准热敏穴位,可觉胸腔舒畅感。

3. 肾俞穴(图 11-20-2)区探感定位,找准热敏穴位,可觉热感透至深部并扩散至腰背部或向下腹部传导。

4. 中脘、神阙、关元穴(图 11-20-3、图 11-20-4)区探感定位,找准热敏穴位,可觉热感向胸腹腔渗透至背腰部。

5. 足三里穴(图 11-20-5)区探感定位,找准热敏穴位,可觉热感深透,或向上或向下沿足阳明胃经传导。

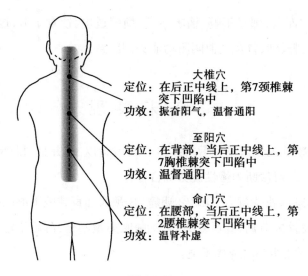

大椎穴
定位：在后正中线上，第7颈椎棘
突下凹陷中
功效：振奋阳气，温督通阳

至阳穴
定位：在背部，当后正中线上，第
7胸椎棘突下凹陷中
功效：温督通阳

命门穴
定位：在腰部，当后正中线上，第
2腰椎棘突下凹陷中
功效：温肾补虚

图 11-20-1

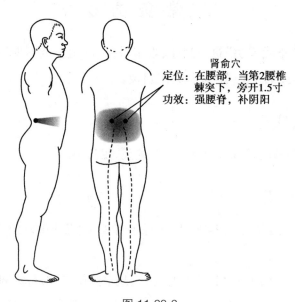

肾俞穴
定位：在腰部，当第2腰椎
棘突下，旁开1.5寸
功效：强腰脊，补阴阳

图 11-20-2

（三）常灸疗程

每次选取上述 1~2 组热敏穴位，每次治疗不少于 40 分钟，在穴位热敏灸感消退后不宜继续施灸，平均每周施灸不少于 3 次，坚持艾灸不少于 3 个月。

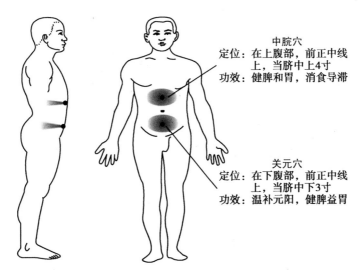

中脘穴
定位：在上腹部，前正中线
　　　上，当脐中上4寸
功效：健脾和胃，消食导滞

关元穴
定位：在下腹部，前正中线
　　　上，当脐中下3寸
功效：温补元阳，健脾益胃

图 11-20-3

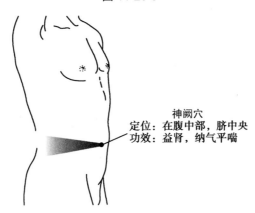

神阙穴
定位：在腹中部，脐中央
功效：益肾，纳气平喘

图 11-20-4

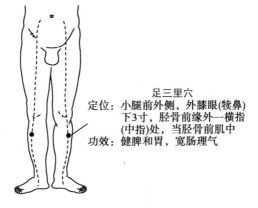

足三里穴
定位：小腿前外侧，外膝眼(犊鼻)
　　　下3寸，胫骨前缘外一横指
　　　(中指)处，当胫骨前肌中
功效：健脾和胃，宽肠理气

图 11-20-5

三、验案举例

案例 1：栾某，男，51 岁，6 年前因长期伏案工作，且工作压力较大，渐渐出现胃脘部饱胀、食欲减退、神疲乏力，颈、腰部疼痛反复发作，夜尿频，3~4 次，寐差。近 2 年体检中发现颈动脉斑块、肝血管瘤、胆结石、前列腺增生，患者均未服用任何药物治疗。

2015 年 2 月开始使用简易艾灸工具自灸大椎、中脘、关元、命门、足三里等穴区。艾灸大椎穴时感艾热透向项背部并沿上臂传至小指尖；艾灸中脘、关元穴时感艾热从腹腔渗透至背腰部，有时传至腹股沟处；艾灸命门时感热流传导至两侧腹部大横穴附近；艾灸足三里时感艾热沿着腿部外侧向上或向下传导。每次选取上述热敏穴位 1~2 组，每天艾灸 1 次，每次 40~60 分钟，每周 4~6 次，每周行任督二脉灸 1~2 次。艾灸 2 个月后，患者的颈腰部疼痛渐渐缓解，其余症状缓解不明显。艾灸 3 个月后患者颈腰部疼痛明显减轻，精气神开始越来越好。患者坚定了常灸信心，已养成常灸习惯，坚持自灸 5 年余，颈、腰部疼痛消除，食欲正常，胃口好，且精力充沛，耐疲劳，腰板有力，腿脚有劲，走路轻快，睡眠好。体检中发现的颈动脉斑块也由 11mm×1.5mm（2014 年 4 月彩超检查）明显缩小至 1.7mm×0.5mm（2018 年 1 月），2018 年 9 月复查未见颈动脉斑块。

案例 2：梁某，男，45 岁，2 年前因工作过度劳累，渐渐出现全身疲惫，头重头昏，心情抑郁，情绪不稳，记忆力下降，注意力不集中，食后腹胀，腰膝酸软，性欲减退等症状。至当地医院就诊，经全身体检未发现明显异常指标，诊断为慢性疲劳综合征。

于 2017 年 5 月开始进行艾灸，医生在大椎、至阳、肾俞、中脘、关元等穴区探及热敏穴位。温和灸大椎、至阳穴时，患者感胸腔内热甚；艾灸肾俞穴时感艾热向腹腔深部渗透；温和灸中脘、关元穴时，感艾热徐徐向腹部深处渗透。每次选取上述灸感最强的热敏穴位 1 组，每天艾灸 1 次，每次 40~60 分钟，每周 3~5 次。艾灸 1 个月后，患者头重头昏感减轻，但仍有全身疲惫感，劳累后易诱发。按上法，艾灸 2 个月后，患者头重头昏感减轻明显，全身疲惫感开始渐渐缓解。

艾灸 3 个月后,患者头重头昏感、全身疲惫感等症状开始逐渐改善。患者遂坚定常灸信心,嘱患者在家使用简易艾灸工具自灸,坚持自灸 6 个月后,全身轻松,头脑清爽,记忆力恢复,更耐疲劳,性欲增强,胃口好,睡眠香,心情舒畅。1 年后随访,效果稳定。

[按语]

1. 常灸对提升慢性疲劳综合征患者精气神疗效显著,且能发挥强身健体、预防保健的作用。

2. 合理饮食,戒烟限酒,适度运动,保持心情愉快。

第二十一节　强直性脊柱炎

强直性脊柱炎是一种主要侵犯脊柱、骶髂关节,也可累及外周关节,严重者可发生脊柱畸形和强直的慢性进行性炎性疾病。

本病属中医"大偻""骨痹"范畴,多由肝肾亏虚,阳气不足,督脉失养,复感寒湿外邪,气血运行不畅,而致体内痰湿内生,瘀血阻络而致。

一、临床表现

以患者逐渐出现腰背部或骶髂部疼痛和 / 或发僵,夜间疼痛加重,翻身困难,晨起或久坐后起立时腰部发僵明显,但活动后减轻等为主要临床表现。

二、常灸方法

按照常灸"十六字诀"进行科学、规范、持之以恒施灸不少于 3 个月,可在医生指导下自灸、家人灸或使用简易工具灸。

(一)常灸选穴

大椎、至阳、命门、膏肓、膈俞、肾俞、中脘、天枢、关元、足三里。

（二）常灸操作

1. 大椎、至阳、命门穴（图 11-21-1）区探感定位，找准热敏穴位，可觉热感沿督脉传导或腹部透热或胸腔舒畅感。

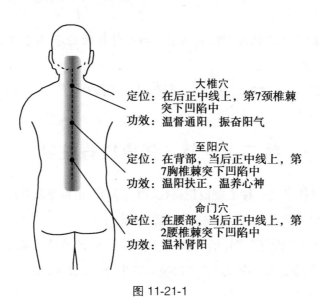

大椎穴
定位：在后正中线上，第7颈椎棘突下凹陷中
功效：温督通阳，振奋阳气

至阳穴
定位：在背部，当后正中线上，第7胸椎棘突下凹陷中
功效：温阳扶正，温养心神

命门穴
定位：在腰部，当后正中线上，第2腰椎棘突下凹陷中
功效：温补肾阳

图 11-21-1

2. 膏肓穴（图 11-21-2）区探感定位，找准热敏穴位，可觉热感沿腋下及上臂后内侧传至肘关节。

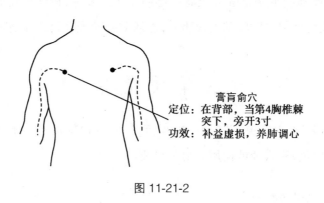

膏肓俞穴
定位：在背部，当第4胸椎棘突下，旁开3寸
功效：补益虚损，养肺调心

图 11-21-2

3. 膈俞穴（图 11-21-3）区探感定位，找准热敏穴位，可觉热感深透至腹腔或扩散，或沿两侧扩散至胸部。

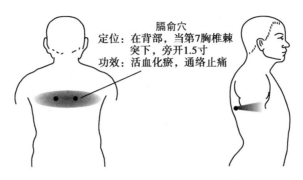

膈俞穴

定位：在背部，当第7胸椎棘
　　　突下，旁开1.5寸

功效：活血化瘀，通络止痛

图 11-21-3

4. 肾俞穴(图 11-21-4)区探感定位，找准热敏穴位，可觉热感深透至腹腔或扩散至腰骶部或向下肢传导。

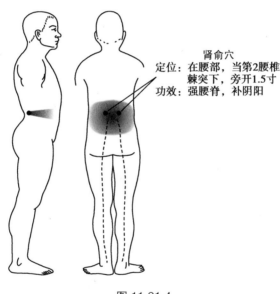

肾俞穴

定位：在腰部，当第2腰椎
　　　棘突下，旁开1.5寸

功效：强腰脊，补阴阳

图 11-21-4

5. 中脘、关元穴(图 11-21-5)区探感定位，找准热敏穴位，可觉热感向胸腹腔渗透至背腰部。

6. 天枢穴(图 11-21-6)区探感定位，找准热敏穴位，可觉热感深透至腹腔或沿两侧扩散至腰部。

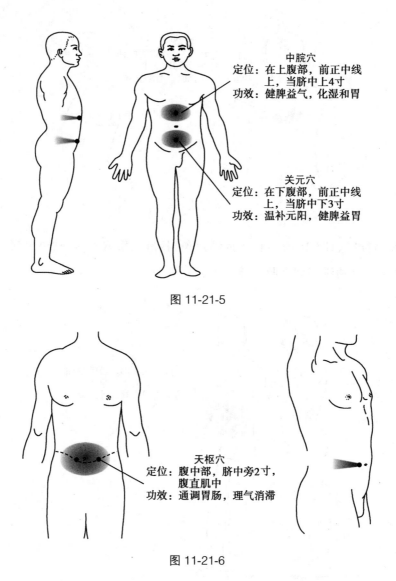

中脘穴
定位：在上腹部，前正中线
　　　上，当脐中上4寸
功效：健脾益气，化湿和胃

关元穴
定位：在下腹部，前正中线
　　　上，当脐中下3寸
功效：温补元阳，健脾益胃

图 11-21-5

天枢穴
定位：腹中部，脐中旁2寸，
　　　腹直肌中
功效：通调胃肠，理气消滞

图 11-21-6

7. 足三里穴(图 11-21-7)区探感定位,找准热敏穴位,可觉热感深透,或向上或向下沿足阳明胃经传导。

(三) 常灸疗程

每次选取上述 1~2 组热敏穴位,每次治疗不少于 40 分钟,在穴位热敏灸感消退后不宜继续施灸,平均每周施灸不少于 3 次,坚持艾灸不少于 3 个月。

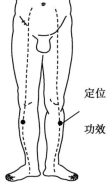

足三里穴
定位：小腿前外侧，外膝眼(犊鼻)
　　　下3寸，胫骨前缘外一横指
　　　(中指)处，当胫骨前肌中
功效：调理脾胃，补中益气

图 11-21-7

三、验案举例

案例1：魏某，男，48岁，1998年因背痛和晨起僵硬，髋关节两侧交替疼痛，活动后减轻，在北京某医院风湿免疫科化验，结果报告 HLA-B27 阳性，同时伴有低热、乏力、食欲减退、消瘦等症状，诊断为强直性脊柱炎。开始时疼痛为间歇性，以后发展为持续性。曾注射过注射用重组人Ⅱ型肿瘤坏死因子受体－抗体融合蛋白(益赛普)及口服布洛芬、美洛昔康，后又口服中药汤剂1年多，症状无改善。

于2008年得知热敏灸疗法，亲身体验了热敏灸治疗。医生在至阳穴附近探查到热敏穴位，温和灸5分钟后感觉艾热由至阳穴处向深部透热，并渗透至胸腔，持续30分钟；在双肾俞穴附近探查出现热敏穴位，向下传导至腰骶部，持续50分钟，髋关节疼痛感减轻。第2天复诊，在关元穴处探查到热敏穴位，热感透至腰部；在足三里穴附近探查到热敏穴位，施接力灸治疗，热感传至胯部。治疗20次后，腰胯部疼痛明显减轻，胯部功能活动明显好转。患者感觉比其他任何一种治疗方法疗效都明显，便决定坚持按疗程治疗(1个疗程10天，休2天)，经4个多疗程治疗后，右腿已能伸直睡觉了，并能站直腰走路，晨僵症状也消失了，可以生活自理。按上述方法自行温和灸，每天1次，25次后症状基本消失。此后，一直坚持麦粒灸足三里保健，至今已6年，疼痛未再发，活动正常，精气神好。

案例 2：陈某，男，35 岁，2015 年因腰骶部僵硬、间歇性疼痛于南昌某医院行骨盆 CT 示：双侧骶髂关节面毛糙、硬化，双侧髋臼缘稍硬化，HLA-B27 检测阳性，诊断为强直性脊柱炎。开始未重视，后疼痛逐渐呈持续性，严重影响日常生活，曾口服布洛芬、雷公藤多苷，疗效不佳，且胃肠道不良反应严重，难以坚持。

2017 年患者开始接触热敏灸疗法，并从中受益。医生在患者大椎至腰俞穴行热敏督灸治疗，第一次治疗过程中患者仅有表面局部热感，灸后背部热感消失。第二次行督灸过程中患者即感艾热略向胸腔及腰骶部渗透，第三次督灸治疗过程中胸腔内及腰骶部热感渗透逐渐明显，且灸后热感可保持 1 小时左右。连续 5 次督灸治疗后，患者腰骶部不适逐渐缓解，10 次治疗后，腰骶部僵硬疼痛感已明显减轻。自此患者对自身疾病的治疗产生了极大信心。经过 3 个疗程的督灸治疗（1 个疗程 10 天，休 2 天），患者腰骶部僵硬、疼痛感明显缓解，日常生活已无大碍。回家后在医生指导下自行温和灸中脘、关元、足三里以补足正气，每天 1 次，每次 30 分钟，坚持 2 个月后疼痛基本消失，嘱患者用简易工具在家自灸巩固疗效。1 年后随访，疼痛未复发。

［按语］

1. 强直性脊柱炎是以疼痛、功能障碍、关节变形为主要表现的慢性炎症性病证，常规疗法效果平平。热敏常灸疗法具有温阳化湿、活血通络的作用，坚持 3 个月以上的治疗，疗效肯定。

2. 症状缓解后，巩固治疗很重要。可以辅助足三里麦粒灸强身健体，远期疗效更好。

第二十二节　膝关节骨性关节炎

膝关节骨性关节炎是指关节软骨出现原发性或继发性退行性改变，并伴软骨下骨质增生，从而使关节逐渐被破坏及产生畸形，影响膝关节功能的一种退行性疾病。

本病属中医学"骨痹""痹证"范畴，认为肾为先天之本而主骨，骨的病变属于肾；因此，本病多因年老体衰，素体虚弱，肝肾亏虚，气血凝滞，复感风寒湿热之邪而经络气血阻滞，迁延日久，邪实正虚日益加重所致。

一、临 床 表 现

1. 膝关节疼痛或僵硬感,行走和上下楼梯时疼痛明显。
2. 膝关节活动受限、肿胀,行走时膝关节摇摆不稳。
3. 晨僵,清晨一开始活动时,感膝盖发硬、沉重、迟钝且有点痛。
4. 膝关节活动时有骨响声。

二、常 灸 方 法

按照常灸"十六字诀"进行科学、规范、持之以恒施灸不少于 3 个月,可在医生指导下自灸、家人灸或使用简易工具灸。

(一) 常灸选穴

内、外膝眼,膝部压痛点,梁丘,阴陵泉,血海,阳陵泉。

(二) 常灸操作

1. 内、外膝眼穴(图 11-22-1)区患侧探感定位,找准热敏穴位,可觉热感透至膝关节内并扩散至整个膝关节。

2. 膝部压痛点(图 11-22-2)区探感定位,找准热敏穴位,可觉热感透至

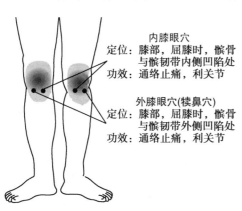

内膝眼穴
定位:膝部,屈膝时,髌骨
　　　与髌韧带内侧凹陷处
功效:通络止痛,利关节

外膝眼穴(犊鼻穴)
定位:膝部,屈膝时,髌骨
　　　与髌韧带外侧凹陷处
功效:通络止痛,利关节

图 11-22-1

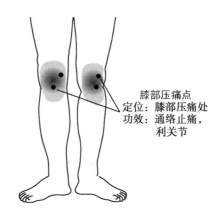

膝部压痛点
定位:膝部压痛处
功效:通络止痛,
　　　利关节

图 11-22-2

膝关节内或扩散至整个膝关节或局部有酸、胀、痛感。

3. 梁丘、阴陵泉穴(图 11-22-3)区探感定位,找准热敏穴位,可觉热感透至膝关节内并扩散至整个膝关节。

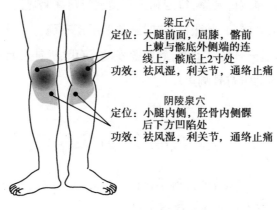

梁丘穴
定位:大腿前面,屈膝,髂前上棘与髌底外侧端的连线上,髌底上2寸处
功效:祛风湿,利关节,通络止痛

阴陵泉穴
定位:小腿内侧,胫骨内侧髁后下方凹陷处
功效:祛风湿,利关节,通络止痛

图 11-22-3

4. 血海、阳陵泉穴(图 11-22-4)区探感定位,找准热敏穴位,可觉热感透至膝关节内并扩散至整个膝关节。

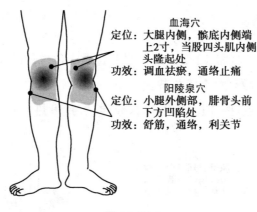

血海穴
定位:大腿内侧,髌底内侧端上2寸,当股四头肌内侧头隆起处
功效:调血祛瘀,通络止痛

阳陵泉穴
定位:小腿外侧部,腓骨头前下方凹陷处
功效:舒筋,通络,利关节

图 11-22-4

(三) 常灸疗程

每次选取上述 1~2 组热敏穴位,每次治疗不少于 40 分钟,在穴位热敏灸感消退后不宜继续施灸,平均每周施灸不少于 3 次,坚持艾灸不少于 3 个月。

三、验 案 举 例

案例 1：王某，女，65 岁，右膝关节间断性疼痛 10 多年，曾在医院行相关检查示：骨质增生，关节积液，给予止痛药内服和止痛膏外用，服药期间膝关节疼痛减轻，停药又立即出现肿痛。2017 年 12 月始出现肿胀、疼痛加重，活动受限，行走拖地，遇寒、上下楼梯、下蹲痛甚，到当地医院诊治，经中、西治疗效果欠佳。

于 2017 年 12 开始进行艾灸，医生在膝眼、血海、梁丘、膝部压痛点等穴区探及热敏穴位。艾灸内外膝眼穴时，患者感觉一股热流向关节腔内灌注；艾灸血海、梁丘穴时，施灸局部温热舒适，并感艾热渐渐向膝关节内渗透；艾灸膝部压痛点时感局部酸胀舒适。每次选取上述热敏穴位 1~2 组，每天艾灸 1 次，每次 40~60 分钟，每周 4~6 次。艾灸 1 个月后，患者肿痛减轻 30%。嘱患者按上法在家使用简易艾灸工具自灸，艾灸 1 个月后，患者肿痛减轻 50%。坚持艾灸 3 个月后，肿胀基本全部消除，疼痛缓解 85%，且精气神越来越好。患者已养成常灸习惯，坚持自灸 7 个月，患者右侧膝关节肿痛消除，且精力较好，腿脚轻快，走路有劲，上下楼梯轻松，膝关节耐风寒。2 年后随访，效果稳定。

案例 2：陆某，女，53 岁，2015 年始出现右侧膝关节肿胀、疼痛，上下楼梯及天气变化时疼痛加重，下蹲后起身时右膝关节乏力，平素右膝关节畏风寒。至当地医院行右膝关节 MRI 示：右膝骨性关节炎，右膝关节少量积液。经中、西医药物治疗疗效不佳。

于 2017 年 11 月开始进行艾灸，在医生指导下使用简易艾灸工具自灸膝眼、梁丘、血海、膝部压痛点等穴区。艾灸内外膝眼穴区时，自觉艾热如水流般向膝关节腔内渗透；艾灸梁丘、血海穴区时，感膝关节腔内热甚；艾灸局部压痛点时，感施灸局部酸胀舒适。每次选取上述灸感最强的热敏穴位 1 组，每天艾灸 1 次，每次 40~60 分钟，每周 4~5 次。自灸 1 个月后，患者右膝关节肿痛减轻 40%。按上法，艾灸 3 个月后，右膝关节肿胀疼痛缓解 70%，精气神不断提升。患者坚定了常灸信心，已经养成常灸习惯，坚持艾灸 6 个月后，右膝关节肿胀疼痛完全消除，下蹲后起身时右膝关节乏力感明显改善，且精力较旺盛，腿脚轻快，走路有劲，上下楼梯轻松，右膝关节耐风寒。1 年后随访，效果稳定。

[按语]

1. 常灸疏通经络,消炎镇痛,改善循环,对膝关节骨性关节炎(伴肿胀)疗效可靠,可作为保守治疗的首选疗法。

2. 注意膝关节的防寒保暖,增强体质,减轻体重,避免久行、久立。

┃ 第二十三节　膝关节半月板损伤 ┃

膝关节半月板损伤是以膝关节局限性疼痛,部分患者有打软腿或膝关节交锁现象、股四头肌萎缩为主要表现的疾病。该病多见于青壮年、运动员和矿工,多由扭转外力引起,而致半月板撕裂。

中医学认为本病因慢性劳损、受寒、外伤或年老体弱、肝肾亏损、气血不足而致。

一、临 床 表 现

1. 有膝关节扭伤或外伤史。

2. 急性期膝关节有明显疼痛、肿胀和积液,关节屈伸活动障碍。

3. 急性期过后肿胀和积液可自行消退,但活动时关节仍有疼痛,尤以上下楼、上下坡、下蹲起立、跑、跳等动作时疼痛更明显,严重者可跛行或屈伸功能障碍,部分病人有交锁现象,或在膝关节屈伸时有弹响。

4. 膝关节间隙压痛;过伸(过曲)试验、麦氏试验、研磨试验阳性。

5. MRI 检查提示半月板损伤。

二、常 灸 方 法

按照常灸"十六字诀"进行科学、规范、持之以恒施灸不少于 3 个月,可在医生指导下自灸、家人灸或使用简易工具灸。

(一) 常灸选穴

命门,腰阳关,内、外膝眼,膝部压痛点,梁丘,阴陵泉,血海,阳陵泉。

（二）常灸操作

1. 命门、腰阳关穴（图11-23-1）区探感定位，找准热敏穴位，可觉热感深透至腹腔或扩散至腰骶部，或局部不热膝部热。

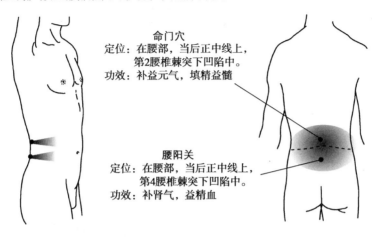

命门穴
定位：在腰部，当后正中线上，
　　　第2腰椎棘突下凹陷中。
功效：补益元气，填精益髓

腰阳关
定位：在腰部，当后正中线上，
　　　第4腰椎棘突下凹陷中。
功效：补肾气，益精血

图 11-23-1

2. 内、外膝眼穴（图11-23-2）患侧探感定位，找准热敏穴位，可觉热感透至膝关节内并扩散至整个膝关节。

3. 膝部压痛点（图11-23-3）区探感定位，找准热敏穴位，可觉热感透至膝关节内或扩散至整个膝关节，或局部有酸、胀、痛感。

4. 梁丘、阴陵泉穴（图11-23-4）区探感定位，找准热敏穴位，可觉热感透至膝关节内并扩散至整个膝关节。

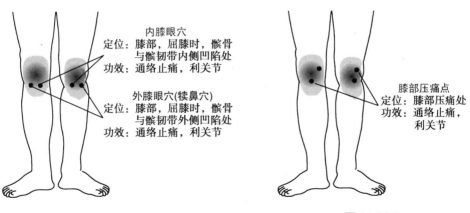

内膝眼穴
定位：膝部，屈膝时，髌骨
　　　与髌韧带内侧凹陷处
功效：通络止痛，利关节

外膝眼穴（犊鼻穴）
定位：膝部，屈膝时，髌骨
　　　与髌韧带外侧凹陷处
功效：通络止痛，利关节

膝部压痛点
定位：膝部压痛处
功效：通络止痛，
　　　利关节

图 11-23-2　　　　　　　　　　　　　图 11-23-3

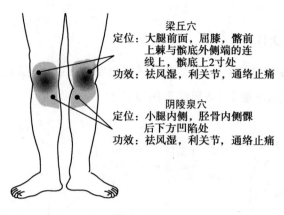

梁丘穴
定位：大腿前面，屈膝，髂前
上棘与髌底外侧端的连
线上，髌底上2寸处
功效：祛风湿，利关节，通络止痛

阴陵泉穴
定位：小腿内侧，胫骨内侧髁
后下方凹陷处
功效：祛风湿，利关节，通络止痛

图 11-23-4

5. 血海、阳陵泉穴（图 11-23-5）区探感定位，找准热敏穴位，可觉热感透至膝关节内并扩散至整个膝关节。

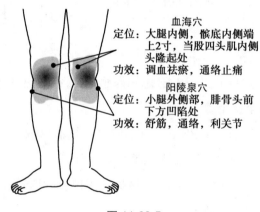

血海穴
定位：大腿内侧，髌底内侧端
上2寸，当股四头肌内侧
头隆起处
功效：调血祛瘀，通络止痛

阳陵泉穴
定位：小腿外侧部，腓骨头前
下方凹陷处
功效：舒筋，通络，利关节

图 11-23-5

（三）常灸疗程

每次选取上述 1~2 组热敏穴位，每次治疗不少于 40 分钟，在穴位热敏灸感消退后不宜继续施灸，平均每周施灸不少于 3 次，坚持艾灸不少于 3 个月。

三、验 案 举 例

案例 1：梁某，男，36 岁，因经常长时间打篮球，渐渐出现双膝关节疼痛，自行休息则缓解，未予以重视。2016 年 7 月因打篮球时不慎撞倒，右膝关节先着地,起身后右膝关节出现疼痛,渐渐出现肿胀,跛行步态。前往当地医院诊治,行右膝关节 MRI 示:右膝关节少量积液,外侧半月板前、后脚撕裂,前交叉韧带撕裂,外侧副韧带撕裂。遂行膝关节微创手术治疗,术后右膝关节疼痛稍减轻,但仍肿痛影响行走。

于 2016 年 9 月开始进行艾灸,医生在膝眼、膝部压痛点、命门、腰阳关等穴区探及热敏穴位。艾灸内外膝眼时,艾热向膝关节腔内渗透,并自觉膝关节腔内酸胀;艾灸膝部压痛点时感局部酸胀舒适,并觉热感向深部渗透;艾灸命门、腰阳关穴区时,感艾热向下肢传导至足心,并觉发热。每次选取上述热敏穴位 1~2 组,每天艾灸 1 次,每次 40~60 分钟,每周 4~6 次。艾灸 1 个月后,患者肿痛减轻,步行较前轻松,但仍跛行。按上法,艾灸 3 个月后,自述膝关节肿痛缓解 70% 左右,但是仍不能久行。嘱患者坚定常灸信心,在家使用简易艾灸工具自灸,坚持自灸 5 个月,双膝关节肿胀、疼痛消除,能正常步行,且精力旺盛,腿脚轻快,走路有劲,双膝关节耐风寒,耐疲劳。1 年后随访,效果稳定。

案例 2:万某,女,58 岁,2015 年 3 月因下雨骑自行车不慎摔倒,左膝关节跪地后出现肿胀疼痛,下蹲困难,当时未至医院系统治疗,在家自行贴膏药、热敷等处理 1 个月后疼痛自行缓慢缓解。2017 年 7 月开始出现左膝关节肿痛加重,上下楼、下蹲起立时痛甚,右侧膝关节无明显疼痛。前往当地医院求治,行左膝关节 MRI 示:半月板损伤,关节积液,予膝关节积液抽取,并配合止痛药等综合治疗,半月后肿胀、疼痛稍缓解,但持续 1 月后双膝关节肿痛又加重,影响步行。

于 2017 年 8 月开始进行艾灸,在医生指导下使用简易艾灸工具自灸膝眼、血海、梁丘等穴区。艾灸内外膝眼时感艾热徐徐往关节腔内穿透;艾灸血海、梁丘穴感整个膝关节温热舒适。每次选取上述灸感最强的热敏穴位 1~2 组,每天艾灸 1 次,每次 40~60 分钟,每周 4~5 次。自灸 1 个月后,患者感肿痛减轻,但仍不能久行久立。按上法,艾灸 3 个月后,双膝关节疼痛缓解 80%,肿胀基本消退,精气神提升。患者已养成常灸习惯,坚持艾灸 15 个月,双膝关节肿胀、疼痛消除,且精力较好,腿脚轻快,走路有劲,行走正常,双膝关节耐风寒。1 年后随访,效果稳定。

[按语]

1. 常灸具有活血化瘀、消肿止痛、改善循环等作用,对半月板损伤疗效可靠。

2. 急性期患肢避免负重,恢复期可配合适当膝关节功能锻炼。

3. 平时注意膝关节的防寒保暖,增强体质,减轻体重,避免久行、久立。

第二十四节　癌因性疲乏

癌因性疲乏是一种与癌症或癌症的治疗有关的,身体、认知、情感上持续且痛苦的疲惫感,影响患者的心理健康,干扰患者的日常生活。这是癌症患者最常见的症状,不同于普通疲劳综合征,具有多发性、普遍性、长久性,贯穿癌症全过程,其发生率高达 60%~90%。

本病属中医学"虚劳"范畴,是由于癌毒久积,正气亏虚,气血阴阳虚衰,血液瘀滞,气机阻塞,痰湿不化,停留于五脏六腑,日久形成虚劳诸症。

一、临 床 表 现

以体力、精力降低为主要特征,包括三方面的感受:①躯体疲乏。虚弱,异常疲乏,活动减少,食欲下降,过度需要睡眠、休息,失眠或嗜睡,不能完成原先胜任的工作。②情感疲乏。缺乏激情,沮丧,无助感,焦虑,自责,情绪低落,精力不足,缺乏积极性,渴望获得家庭和医疗支持。③认知疲乏。注意力不能集中,注意力下降,记忆力减退,思考困难,缺乏清晰思维,少气懒言,精神萎靡。

二、常 灸 方 法

按照常灸"十六字诀"进行科学、规范、持之以恒施灸不少于 3 个月,可在医生指导下自灸、家人灸或使用简易工具灸。

(一) 常灸选穴

大椎、至阳、命门、膏肓、中脘、关元、神阙、天枢、肾俞、脾俞、足三里。

(二) 常灸操作

1. 大椎、命门穴(图 11-24-1)区探感定位,找准热敏穴位,可觉热感沿头

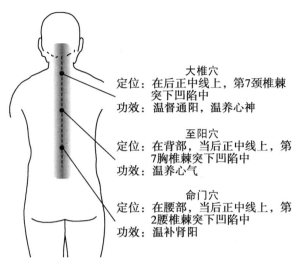

大椎穴
定位：在后正中线上，第7颈椎棘
突下凹陷中
功效：温督通阳，温养心神

至阳穴
定位：在背部，当后正中线上，第
7胸椎棘突下凹陷中
功效：温养心气

命门穴
定位：在腰部，当后正中线上，第
2腰椎棘突下凹陷中
功效：温补肾阳

图 11-24-1

项背腰部督脉传导。

2. 至阳穴（图 11-24-1）区探感定位，找准热敏穴位，可有胸腔舒畅感。

3. 膏肓穴（图 11-24-2）区探感定位，找准热敏穴位，可觉热感向胸腔渗透或沿腋下及上臂后内侧传至肘关节。

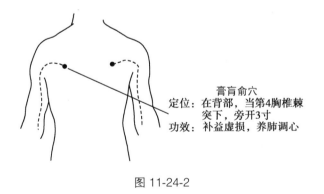

膏肓俞穴
定位：在背部，当第4胸椎棘
突下，旁开3寸
功效：补益虚损，养肺调心

图 11-24-2

4. 中脘、关元穴（图 11-24-3）区探感定位，找准热敏穴位，可觉热感透至深部并扩散至腰背部。

5. 神阙穴（图 11-24-4）区探感定位，找准热敏穴位，可觉热感透至深部并扩散至腰背部或有腹腔舒畅感。

6. 天枢穴（图 11-24-5）区探感定位，找准热敏穴位，可觉热感透至深部并扩散至腰背部或有腹腔舒畅感。

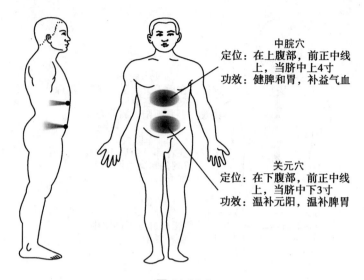

中脘穴
定位：在上腹部，前正中线
上，当脐中上4寸
功效：健脾和胃，补益气血

关元穴
定位：在下腹部，前正中线
上，当脐中下3寸
功效：温补元阳，温补脾胃

图 11-24-3

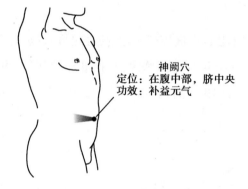

神阙穴
定位：在腹中部，脐中央
功效：补益元气

图 11-24-4

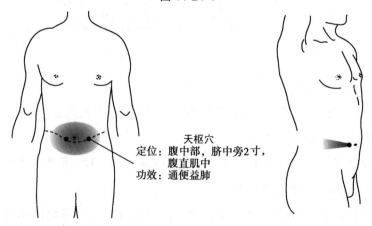

天枢穴
定位：腹中部，脐中旁2寸，
腹直肌中
功效：通便益肺

图 11-24-5

7. 肾俞穴(图 11-24-6)区探感定位,找准热敏穴位,可觉热感透至深部并扩散至腰背部或向下肢传导。

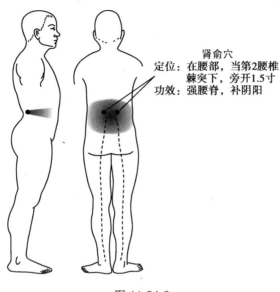

肾俞穴
定位：在腰部，当第2腰椎
　　　棘突下，旁开1.5寸
功效：强腰脊，补阴阳

图 11-24-6

8. 脾俞穴(图 11-24-7)区探感定位,找准热敏穴位,可觉热感透至深部或扩散至腰背部。

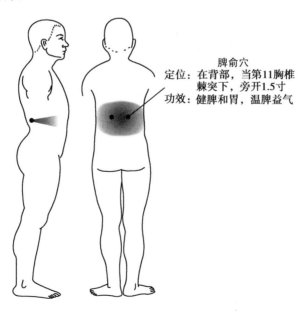

脾俞穴
定位：在背部，当第11胸椎
　　　棘突下，旁开1.5寸
功效：健脾和胃，温脾益气

图 11-24-7

9. 足三里(图 11-24-8)穴区探感定位,找准热敏穴位,可觉热感深透,或向上或向下沿足阳明胃经传导。

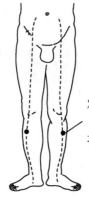

足三里穴
定位:小腿前外侧,外膝眼(犊鼻)下3寸,胫骨前缘外一横指(中指)处,当胫骨前肌中
功效:调理脾胃,补中益气

图 11-24-8

(三) 常灸疗程

每次选取上述 1~2 组热敏穴位,每次治疗不少于 40 分钟,在穴位热敏灸感消退后不宜继续施灸,平均每周施灸不少于 3 次,坚持艾灸不少于 3 个月。

三、验案举例

案例 1:汪某,女,40 岁,6 年前发现左侧乳房乳晕下方一肿物,约 3cm×3cm 大小,边界欠清,活动度差,偶有隐隐作痛,无乳头溢液,无局部红肿。2019 年 10 月患者自觉左乳肿物明显增大,遂至当地医院行空芯针穿刺活检,病理提示:左乳浸润性癌,腺样囊性癌。遂行左侧乳房单纯切除＋左侧腋窝前哨淋巴结活检术。术后患者病情稳定,但自觉神疲乏力,情绪低落,偶有右侧乳房胀痛,经前期明显,背部怕冷明显,左上肢肿胀,左侧肩关节疼痛,活动受限,纳食一般,寐差,多梦,二便平。

于 2019 年 11 月开始进行艾灸,医生于膏肓、肾俞、命门、中脘、关元、神阙等穴区探及热敏穴位。艾灸膏肓穴时感艾热渗透至胸腔,并渐渐向四周扩散;艾灸肾俞、命门穴时感艾热先向腹腔渗透,而后渐渐向双下肢传导至双侧足心,继则沿后正中线向背部传导至大椎穴附近;艾灸中脘、关元、神阙穴时感艾热渐渐向腹腔深部渗透至腰骶部。每次选取上述热敏穴位 1~2 组,每天 1 次,每次

40~60 分钟,每周连续艾灸 6 天、休息 1 天。艾灸 1 个月后,患者疲劳感稍缓解,左上肢肿胀、左侧肩关节疼痛减轻,活动受限稍改善。艾灸 2 个月后,疲劳感缓解较前明显,背部仍有怕冷感。嘱患者坚定常灸信心,按上法在家使用简易工具艾灸 3 个月后,左上肢肿胀、左侧肩关节疼痛明显减轻,活动受限显著改善,背部怕冷感明显缓解,精气神越来越好。患者已经养成常灸习惯,坚持艾灸 6 个月后,患者乳房胀痛、左上肢肿胀、左侧肩关节疼痛消除,左肩关节活动基本正常,且面色红润,精力旺盛,背部耐风寒,少有感冒,耐疲劳,睡眠好,吃饭香,心情愉悦。至今仍坚持常灸,效果稳定。

案例 2:熊某,男,78 岁,2019 年 6 月开始渐渐出现全身乏力,胃脘部隐痛不适反复发作,食欲减退,其间未行系统治疗。于 2019 年 9 月患者全身乏力、胃脘部隐痛、食欲减退等症状明显加重,精神差,头晕,步行时感头重脚轻,少气懒言,不愿起床活动,面色萎黄,纳寐差。至当地医院诊治,行电子胃镜示:胃角肿物。经病理检查诊断为"胃恶性肿瘤腺癌"。行腹部 CT 示:考虑患者胃癌肝转移及腹腔转移。无明显手术指征,未予以抗肿瘤药物治疗,仅予以药物对症治疗,症状无明显改善。

于 2019 年 10 月开始进行艾灸,医生于膏肓、脾俞、胃俞、中脘、关元、神阙等穴区探及热敏穴位。艾灸膏肓穴时感艾热渐渐渗透至胸前区;艾灸脾俞、胃俞穴时感艾热向胃脘部深处渗透;艾灸中脘、关元、神阙穴时感腹腔深部热感明显。选取上述热敏穴位 1~2 组,每天上下午各艾灸 1 次,每次艾灸 50~60 分钟,每周连续艾灸 6 天、休息 1 天。艾灸 1 个月后,患者全身乏力感稍缓解,食欲改善,胃脘部隐痛减轻,但走路时仍头晕,头重脚轻,仍影响步行。按上法继续艾灸 2 个月后,全身乏力感较前缓解,食量增加,胃脘部隐痛明显减轻,可短暂扶拐步行。嘱患者坚定常灸信心,按上法艾灸 3 个月后,全身乏力感明显缓解,步行时间增加,更愿意说话交流,食量增加,胃脘部隐痛基本消除,精气神开始提升。患者已经养成常灸习惯,坚持艾灸 6 个月后,全身乏力明显改善,胃脘部隐痛基本消除,且声音更洪亮,面色微红润,更耐疲劳,睡眠好,食量增加,生活质量明显提高。至今仍坚持常灸,效果稳定。

[按语]

1. 常灸通过对热敏态的强壮穴位激发正气,对晚期肿瘤患者能显著提升精气神,改善癌性虚乏症状,从而提高患者生活质量,增强患者战胜疾病的信心。

2. 常灸治疗期间应密切监测病情变化,如果患者出现严重并发症者应及时采取综合治疗。

第二十五节　癌性胸腹水

癌性胸腹水,也称为恶性胸腹腔积液,是中晚期癌症常见的并发症之一,也是部分患者的主要临床症状或体征,严重的胸、腹水甚至可危及生命。

癌性胸水常见于肺癌、乳腺癌,其次为恶性淋巴瘤、卵巢癌、恶性胸膜间皮瘤(多为血性积液)、食管癌、胃癌、贲门癌及病因不明的恶性肿瘤。癌性腹水常见于卵巢癌、肝癌、胃癌、胰腺癌、肠癌、子宫癌等。通常腹胀是最早最基本的症状,多有腹部隐痛,并呈渐进性加重。

本病属中医学"痰饮""臌胀"范畴。《内经》"病机十九条"云:"诸病水液,澄彻清冷,皆属于寒",说明多由于脾肾阳虚、三焦水道不利,水液潴留,积为胸水、腹水。

一、临 床 表 现

1. 恶性胸水常见症状:呼吸困难、胸痛、胸闷、气喘、咳嗽、血痰、体重下降、厌食、不适等,少数患者起初无症状。

2. 恶性腹水常见症状:腹胀、纳差、乏力、消瘦、口干、口苦、黑便、双下肢水肿、大小便不利等。

二、常 灸 方 法

按照常灸"十六字诀"进行科学、规范、持之以恒施灸不少于 3 个月,可在医生指导下自灸、家人灸或使用简易工具灸。

(一) 常灸选穴

大椎、至阳、命门、中府、肺俞、脾俞、肾俞、次髎、膻中、中脘、水分、关元、中极、阴陵泉。

（二）常灸操作

1. 大椎、至阳、命门穴（图 11-25-1）区探感定位,找准热敏穴位,可觉热感透至胸腔或腹腔。

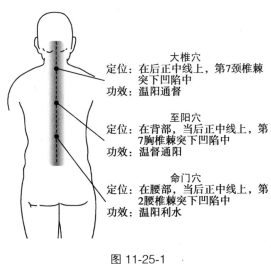

大椎穴
定位：在后正中线上,第7颈椎棘突下凹陷中
功效：温阳通督

至阳穴
定位：在背部,当后正中线上,第7胸椎棘突下凹陷中
功效：温督通阳

命门穴
定位：在腰部,当后正中线上,第2腰椎棘突下凹陷中
功效：温阳利水

图 11-25-1

2. 中府穴（图 11-25-2）区探感定位,找准热敏穴位,可觉热感透至胸腔或向上肢传导。

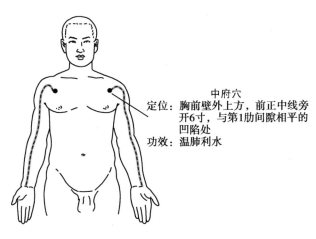

中府穴
定位：胸前壁外上方,前正中线旁开6寸,与第1肋间隙相平的凹陷处
功效：温肺利水

图 11-25-2

3. 肺俞穴(图11-25-3)区探感定位,找准热敏穴位,可觉热感透至胸腔或扩至上臂。

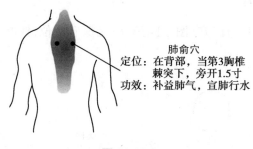

肺俞穴
定位：在背部，当第3胸椎
棘突下，旁开1.5寸
功效：补益肺气，宣肺行水

图 11-25-3

4. 脾俞穴(图11-25-4)区探感定位,找准热敏穴位,可觉热感透至深部或扩散至整个腰背部。

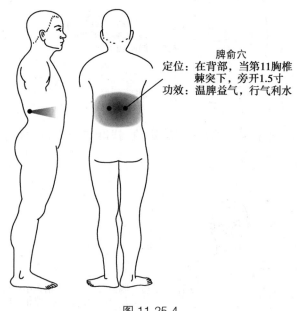

脾俞穴
定位：在背部，当第11胸椎
棘突下，旁开1.5寸
功效：温脾益气，行气利水

图 11-25-4

5. 肾俞穴(图11-25-5)区探感定位,找准热敏穴位,可觉热感透至深部并扩散至腰背部或向下肢传导。

6. 次髎穴(图11-25-6)区探感定位,找准热敏穴位,可觉热感透至深部并扩散至腰背部或向下肢传导。

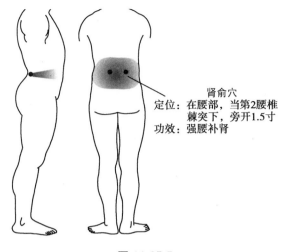

肾俞穴
定位：在腰部，当第2腰椎
棘突下，旁开1.5寸
功效：强腰补肾

图 11-25-5

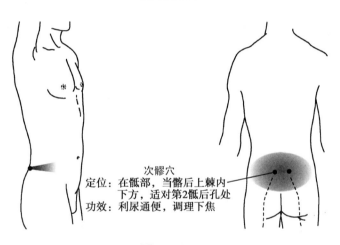

次髎穴
定位：在骶部，当髂后上棘内
下方，适对第2骶后孔处
功效：利尿通便，调理下焦

图 11-25-6

7. 膻中、中脘穴(图11-25-7)区探感定位,找准热敏穴位,可觉热感透至胸腹腔或出现表面不(微)热深部热。

8. 水分穴(图11-25-8)区探感定位,找准热敏穴位,可觉热感深透至腹腔。

9. 关元、中极穴(图11-25-9)区探感定位,找准热敏穴位,可觉热感深透至腹腔并沿带脉传至腰骶部。

10. 阴陵泉穴(图11-25-10)区探感定位,找准热敏穴位,可觉热感向腹部传导。

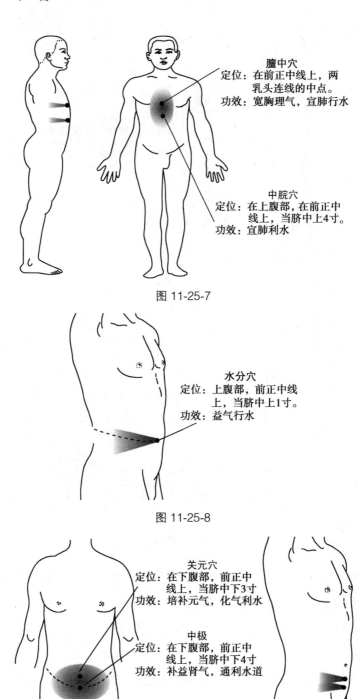

膻中穴
定位：在前正中线上，两乳头连线的中点。
功效：宽胸理气，宣肺行水

中脘穴
定位：在上腹部，在前正中线上，当脐中上4寸。
功效：宣肺利水

图 11-25-7

水分穴
定位：上腹部，前正中线上，当脐中上1寸。
功效：益气行水

图 11-25-8

关元穴
定位：在下腹部，前正中线上，当脐中下3寸
功效：培补元气，化气利水

中极
定位：在下腹部，前正中线上，当脐中下4寸
功效：补益肾气，通利水道

图 11-25-9

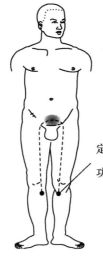

阴陵泉穴
定位：小腿内侧，胫骨内侧髁后下
方凹陷处
功效：健脾利湿

图 11-25-10

（三）常灸疗程

　　每次选取上述 1~2 组热敏穴位,每次治疗不少于 40 分钟,在穴位热敏灸感消退后不宜继续施灸,平均每周施灸不少于 3 次,坚持艾灸不少于 3 个月。

三、验案举例

　　案例 1:姚某,女,77 岁,2017 年 3 月开始出现胸闷憋气,活动后加重,全身乏力,恶风怕冷,不欲饮食,进食后恶心呕吐,纳眠差,大便干,小便基本正常。至当地诊治,确诊为肺腺癌,行胸部彩超示:左侧大量胸腔积液(最大液深 11cm),予以利尿药等对症处理,疗效不佳。

　　于 2017 年 6 月开始进行艾灸,医生在膻中、中脘、水分、关元、中极等穴区探及热敏穴位。艾灸膻中穴位时感艾热渐渐渗透至胸腔;艾灸水分穴区时感热流如水柱深透至腹腔,并渐渐向背腰部传导,施灸过程中患者微微汗出,温热舒适;艾灸关元、中极穴区时感热流由腹部向胸部传导。选取以上热敏穴位 1~2 组,每天艾灸 1~2 次,每次艾灸 40~60 分钟。艾灸 10 天后,患者诉胸闷气憋减轻,进食后恶心呕吐减轻,解水样大便,泻后未有不适,反感全身轻松。按上法,继续艾灸 1 个月后,患者胸闷气憋缓解,但仍有全身乏力,食欲一般。复查彩超示:左侧胸腔中量积液(最大液深8.2cm)。继续按上述方法艾灸2个月后,患者胸闷气憋缓解明显,全身乏力好转,进食后偶有恶心呕吐,再次复查胸部彩超提示左侧胸腔中量积液(最大液深6.6cm)。持续艾灸3个月后,患者胸闷气憋明显改善,全身乏力较前明显好转,食欲好转,进食后恶心呕吐明显减轻,精气神开始提升,复查胸部彩超提示左侧胸腔少量积液(最大液深3.4cm)。嘱患者坚定常灸信心,养成常灸习惯,在家使用简易工具继续自灸,坚持艾灸3个月后,患者一般情况良好,胸闷气憋消除,生活基本能自理,且精力明显提升,更耐风寒,更耐疲劳,面色微红润,食量可,睡眠好,二便基本正常。3个月后随访,病情稳定。

案例2:孟某,女,55岁,2017年8月开始渐渐出现精神萎靡,神疲乏力,畏风怕冷,胸闷喘憋,活动后加重,纳眠差。至当地医院诊治,诊断为胸膜间皮瘤。行胸部彩超示:右侧胸腔积液(大量),最大液深13.8cm。患者辗转多个医院,经中西医治疗2个月后,胸腔积液未见减少,反而在不断增加。

于2017年12月开始进行艾灸,由医生在膻中、中脘、水分、关元、肺俞等穴处探及热敏穴位。艾灸膻中、中脘穴区时,数秒后即感热流充满整个胸腔,有明显热流涌动感,异常舒适,并可下透至后背部;艾灸水分、关元穴区时,患者感小腹内热甚,并微微出汗;艾灸肺俞穴区时,患者感热流可穿透至深部并直达胸腔。选取以上热敏穴位1~2组,每天艾灸1~2次,每次艾灸60分钟左右。艾灸20天后,患者诉胸闷喘憋稍减轻,仍有神疲乏力、动辄胸闷喘憋。复查胸部彩超示:右侧胸腔积液(大量),最大液深11.1cm。按上法艾灸1个月后,患者胸闷喘憋缓解,但仍有全身乏力,食欲一般。复查胸部彩超示:右侧胸腔中量积液,最大液深9.6cm。继续按上述方法艾灸2个月后,患者胸闷喘憋缓解,全身乏力好转,食量增加,再次复查胸部彩超提示:右侧胸腔中量积液,最大液深8.2cm。持续上述方法艾灸4个月后,患者胸闷喘憋明显改善,全身乏力较前明显好转,食欲好转,精气神开始提升,复查胸部彩超提示:右胸腔积液明显减少,最大液深7cm。嘱患者坚定常灸信心,养成常灸习惯,在家使用简易工具继续自灸,坚持自灸4个月后,患者胸闷喘憋明显改善,生活基本能自理,复查胸部彩超提示:右胸腔积液明显减少,最大液深4.3cm,且精力明显提升,更耐风寒,更耐疲劳,面色微红润,食量可,睡眠好,二便基本正常。4个月后随访,病情稳定。

案例3:王某,男,65岁,2016年底开始出现胃脘部隐痛,全身乏力,食欲不佳,体重明显减轻,至当地医院诊治,诊断为胃腺癌。予以药物治疗,症状稍改善,体重仍不断减轻,渐渐出现腹部胀大如鼓,疲乏,轻度黄染,纳呆,尿少,精神萎靡。行腹部彩超示:腹水大量,最大液深为11.1cm。予以利尿药等对症处理,疗效不佳。

于2017年4月开始进行艾灸,医生在水分、关元、脾俞、肾俞等穴区探及热敏穴位。艾灸水分、气海穴区时,患者感热流渗透至小腹内,并渐渐微微出汗;艾灸脾俞、肾俞穴区时,患者感热流可穿透至深部并直达整个腹腔。选取以上热敏穴位1~2组,每天艾灸2次,每次艾灸40~60分钟。艾灸1个月后,患者腹部胀大如鼓减轻,胃脘部隐痛缓解,食量稍增加,仍有全身乏力。行腹部彩超示:腹水大量,最大液深为9.3cm。按上法,继续艾灸2个月后,患者胃脘部隐痛缓解,腹部胀大如鼓较前减轻,全身乏力好转,食量增加,再次复查腹部彩超示:腹水最大液深约7.7cm。持续上述方法艾灸3个月后,患者胃脘部隐痛、腹部胀大如鼓、全身乏力等症状明显改善,食欲好转,精气神开始提升,复查腹部彩超示:腹水最大液深约5.2cm。嘱患者坚定常灸信心,养成常灸习惯,在家使用简易工具继续自灸,坚持艾灸6个月后,患者胃脘部隐痛、腹部胀大如鼓消除,复查腹部彩超示:腹水最大液深约3.7cm,且精力明显提升,更耐风寒,更耐疲劳,食量可,睡眠好,生活质量明显提高。3个月后随访,病情稳定。

案例4:孙某,女,47岁,2015年行盆腔平滑肌肉瘤切除术,术后一般情况尚可。于2017年底渐渐出现精神萎靡,下腹部胀痛,右下腹为甚,全身乏力,不欲饮食,夜寐差,平时畏风怕冷。至当地医院诊治,行盆腔彩超示:右下腹髂血管内侧实性占位,肠间积液,最大液深13.8cm。经药物治疗,积液无明显吸收。

于2018年3月开始进行艾灸,医生在水分、中极、次髎等穴区探及热敏穴位。艾灸水分、中极穴区时,患者感下腹部片状温热,且热流向两侧腹股沟内侧向下沿大腿内侧传导至双下肢膝关节;艾灸次髎穴区时,患者感小腹深部热甚,热感渐渐渗透至会阴部。选取以上热敏穴位1~2组,每天艾灸1~2次,每次艾灸40~60分钟。艾灸1个月后,患者下腹部胀痛缓解,食量增加,但仍有全身乏力,复查盆腔彩超示:右下腹髂血管内侧占位无明显变化,肠间积液,最大液深10.3cm。患者休息5天,按上法继续艾灸2个月后,患者下腹部胀痛较前减轻,食量增加,全身乏力好转,复查盆腔彩超示:右下腹髂血管内侧占位缩小,肠间积液,最大液深6.5cm。继续按上述方法艾灸3个月后,患者下腹部胀痛、全身乏力症状明显改善,食欲明显增加,精气神开始提升,复查腹部彩超示:右下腹髂血管内侧占位明显缩小,腹水最大液深约3.1cm。嘱患者坚定常灸信心,养成常灸习惯,在家使用简易工具继续自灸,坚持艾灸6个月后,患者下腹部胀痛消除,复查盆腔彩超(对比上次彩超):盆腔未见明显异常。积液消失,右下腹髂血管内侧占位消失,且精力明显提升,更耐风寒,更耐疲劳,食量可,睡眠好,生活质量明显提高。3个月后随访,病情稳定。

[按语]

1. 癌性胸腹水多为脾肾阳虚,三焦水道不利,常灸多选择具有温阳利水的热敏穴位,对改善癌性胸腹水大有裨益,从而提高晚期肿瘤患者生活质量,延长患者生命时间。

2. 水为阴邪,多为寒水,常灸治疗癌性胸腹水必须达到足够灸量的累积,才能获得奇效。

3. 常灸治疗期间,如果患者出现严重并发症者应及时采取综合治疗,并及时监测病情变化。

第二十六节　肿瘤化疗后不良反应

化疗是恶性肿瘤的主要治疗方法之一,但治疗中化疗药物引起的不良反应让患者难以接受,以骨髓抑制、胃肠道反应为主,致使患者在化疗过程中依从性较差,不能持续而终止。

化疗后骨髓抑制属中医正气大伤,多由脾肾两虚所致。如果在化疗前热敏灸干预能明显扶助脾肾正气,减轻骨髓抑制的损伤。化疗后胃肠道反应由中医脾胃正虚,寒湿困脾,湿遏热伏,中焦升降失常所致。

一、临 床 表 现

1. 骨髓抑制:化疗药物可诱导骨髓中分裂旺盛的造血细胞凋亡,并导致不同功能分化阶段的血细胞,主要包括白细胞、血小板和红细胞数量的减少。

2. 胃肠道反应:恶心呕吐,食欲减退,腹泻或便秘等。

二、常 灸 方 法

按照常灸"十六字诀"进行科学、规范、持之以恒施灸不少于 3 个月,可在医生指导下自灸、家人灸或使用简易工具灸。

(一) 常灸选穴

化疗后骨髓抑制:肝俞、膈俞、脾俞、肾俞、中脘、关元、血海。

化疗后胃肠道反应:中脘、关元、天枢、脾俞、胃俞、膈俞、肝俞、足三里。

(二) 常灸操作

【化疗后骨髓抑制】

1. 肝俞穴(图 11-26-1)区探感定位,找准热敏穴位,可觉热感深透至腹腔或扩散至背腰部。

2. 膈俞穴(图 11-26-1)区探感定位,找准热敏穴位,可觉热感深透至腹腔或扩散至背腰部或沿两侧扩散至胸部。

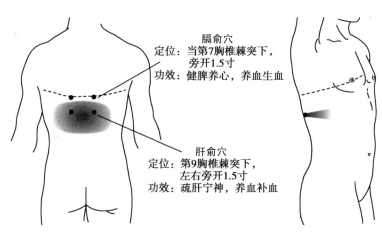

膈俞穴
定位:当第7胸椎棘突下,
旁开1.5寸
功效:健脾养心,养血生血

肝俞穴
定位:第9胸椎棘突下,
左右旁开1.5寸
功效:疏肝宁神,养血补血

图 11-26-1

3. 脾俞穴(图 11-26-2)区探感定位,找准热敏穴位,可觉热感透至深部或扩散至腰背部。

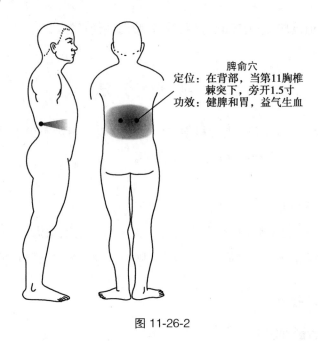

脾俞穴
定位：在背部，当第11胸椎
棘突下，旁开1.5寸
功效：健脾和胃，益气生血

图 11-26-2

4. 肾俞穴(图11-26-3)区探感定位,找准热敏穴位,可觉热感透至深部并扩散至腰背部或向下肢传导。

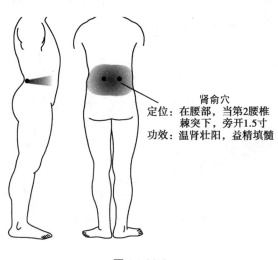

肾俞穴
定位：在腰部，当第2腰椎
棘突下，旁开1.5寸
功效：温肾壮阳，益精填髓

图 11-26-3

5. 中脘、关元穴(图11-26-4)区探感定位,找准热敏穴位,可觉热感向胸腹腔渗透至背腰部。

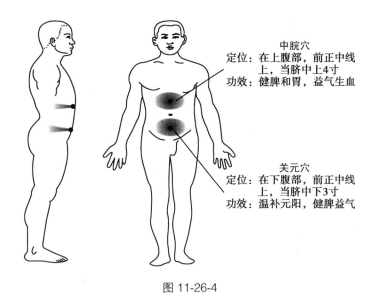

中脘穴
定位：在上腹部，前正中线
上，当脐中上4寸
功效：健脾和胃，益气生血

关元穴
定位：在下腹部，前正中线
上，当脐中下3寸
功效：温补元阳，健脾益气

图 11-26-4

6. 血海穴（图 11-26-5）区探感定位，找准热敏穴位，热感可直接达下腹部或局部不热腹部热。

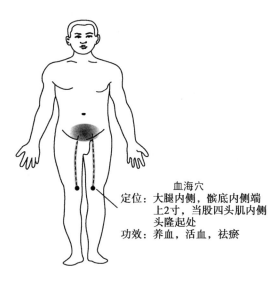

血海穴
定位：大腿内侧，髌底内侧端
上2寸，当股四头肌内侧
头隆起处
功效：养血，活血，祛瘀

图 11-26-5

【化疗后胃肠道反应】

1. 中脘、关元穴（图 11-26-6）区探感定位，找准热敏穴位，可觉热感透至腹腔内。

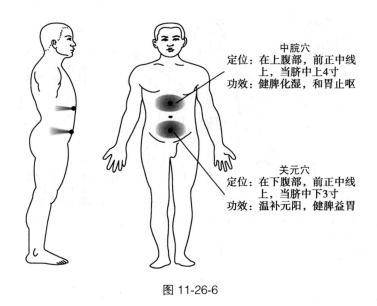

图 11-26-6

2. 天枢穴(图 11-26-7)区探感定位,找准热敏穴位,可觉热感透至腹腔或沿两侧扩散至腰部。

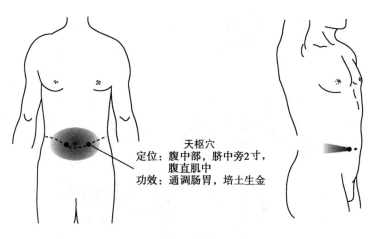

图 11-26-7

3. 脾俞穴(图 11-26-8)区探感定位,找准热敏穴位,可觉热感透至深部或扩散至腰背部。

4. 胃俞穴(图 11-26-9)区探感定位,找准热敏穴位,可觉热感深透至腹腔或扩散至背腰部或有胃脘部舒畅感。

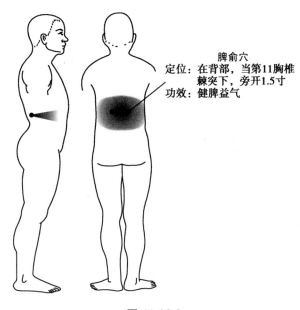

脾俞穴
定位：在背部，当第11胸椎
棘突下，旁开1.5寸
功效：健脾益气

图 11-26-8

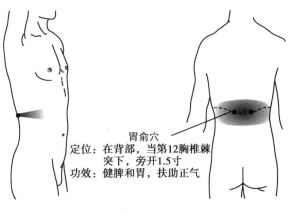

胃俞穴
定位：在背部，当第12胸椎棘
突下，旁开1.5寸
功效：健脾和胃，扶助正气

图 11-26-9

5. 膈俞、肝俞穴（图 11-26-10）区探感定位，找准热敏穴位，可觉热感深透至腹腔或扩散至背腰部。

6. 足三里穴（图 11-26-11）区探感定位，找准热敏穴位，热感可到达腹部。

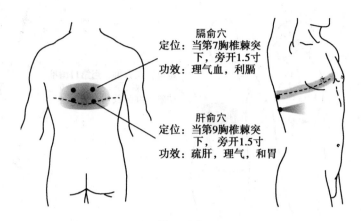

膈俞穴
定位：当第7胸椎棘突
　　　下，旁开1.5寸
功效：理气血，利膈

肝俞穴
定位：当第9胸椎棘突
　　　下，旁开1.5寸
功效：疏肝，理气，和胃

图 11-26-10

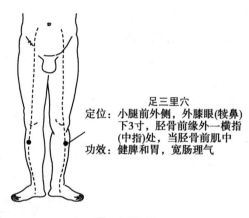

足三里穴
定位：小腿前外侧，外膝眼(犊鼻)
　　　下3寸，胫骨前缘外一横指
　　　(中指)处，当胫骨前肌中
功效：健脾和胃，宽肠理气

图 11-26-11

（三）常灸疗程

每次选取上述 1~2 组热敏穴位，每次治疗不少于 40 分钟，在穴位热敏灸感消退后不宜继续施灸，平均每周施灸不少于 3 次，坚持艾灸不少于 3 个月。

三、验案举例

案例 1：姜某，女，42 岁，2017 年 11 月发现尿中有血丝，之后出现下腹坠胀、腹痛、腰酸、阴道出血淋漓不尽等症状。至当地医院诊治，行超声检查提示：宫内见不均匀回声，范围 7.0cm×6.6cm×6.0cm。宫内可见不规则液性暗区，丰富的血流信号。血 β-HCG 为：16 971mU/ml。遂行宫腔镜下子宫病损切除术，手术中发现病灶深入子宫前壁肌层内，与正常肌层分界不清，经宫腔镜电切术完整取出标本。行病理检查后，确诊为"绒毛膜癌"。故予以化疗治疗，使用氟尿嘧啶(5-FU)、放线菌素 D 等药物交替化疗 8 天，复查血 β-HCG 为：1 987.00mU/ml。血常规、尿常规、肝肾功能基本正常。化疗第 2 天患者开始出现精神疲软、全身乏力、恶心、呕吐，不欲饮食，寐差，大便稀，小便尚可。

由于患者家属在住院病房中了解到化疗过程中会产生明显的骨髓抑制不良反应，因此于化疗的第 1 疗程开始在医生指导下帮助患者施灸，以减轻化疗对骨髓造血功能的损害。第 1 次艾灸中脘、关元穴区时，患者感热流徐徐向腹腔深部渗透，施灸 2 天后患者恶心、呕吐症状开始缓解，神疲乏力渐渐改善。每次选取上述灸感最强的热敏穴位，每天艾灸 1 次，每次 40~60 分钟，每周 4~6 次。患者化疗方案为每次住院 8 天行 1 个疗程化疗，之后出院，在家休息 21 天后又继续入院接受下一疗程化疗。患者化疗后在家休息期间一直坚持由家属帮助艾灸，经治疗，化疗期间白细胞计数稳步上升，β-HCG 持续下降。其白细胞数值变化如下：化疗前白细胞为 4.6×10^9/L；化疗第一疗程结束时白细胞为 5.4×10^9/L；化疗第二疗程结束后白细胞为 7.5×10^9/L；化疗第三疗程结束白细胞为 6.7×10^9/L；化疗第四疗程结束后白细胞为 9.1×10^9/L。按照既定治疗方案，本为 6~9 个疗程的化疗，由于患者坚持热敏灸治疗，化疗期间白细胞尚无明显影响，且血 β-HCG 值恢复正常，故患者做了 4 个疗程化疗后，相关指标达到要求，从而提前结束化疗。患者及家属坚定了常灸信心，已经养成常灸习惯，坚持艾灸 14 个月后，患者下腹坠胀、腹痛、腰酸等症状完全消除，且面色红润，精力较旺盛，更耐疲劳，耐风寒，少有感冒，面色红润，睡眠好，吃饭香，心情舒畅。3 年后随访，效果稳定。

案例 2：患者孙某，女，50 岁，于 2017 年 7 月诊断为肺癌，予以化学治疗。前 2 个化疗周期，一般情况尚可，当予以第 3 个周期化学治疗时，其间患者出现不欲饮食，恶心呕吐，精神差，全身乏力，畏风怕冷，寐差。予以药物对症治疗，疗效不佳。

于 2017 年 9 月开始进行艾灸，医生在中脘、关元、脾俞、胃俞等穴区探及热敏穴位。艾灸中脘、关元穴区时，患者感热流缓缓渗透至上腹部深处，热流在胃脘深部涌动;艾灸脾俞、胃俞穴区时,患者感艾热渗透至腹部深处,自觉热流在腹腔内涌动,并微汗出。选取以上热敏穴位1~2组,每天艾灸2次,每次艾灸40~60分钟。艾灸15天后,患者恶心呕吐缓解,食量增加,全身乏力减轻。化疗期间休息3天,其余时间按上法,继续艾灸2个月后,患者行化疗期间恶心呕吐明显缓解,食量增加,全身乏力好转。艾灸3个月后,患者行化疗期间恶心呕吐、全身乏力明显减轻,食量增加,精气神开始提升。嘱患者坚定常灸信心,养成常灸习惯,在家使用简易工具继续自灸,坚持艾灸5个月后,患者行至第8周期化疗期间无明显恶心呕吐,食欲尚可,全身乏力明显减轻,且更耐风寒,更耐疲劳,失眠好转,生活质量明显提高。半年后随访,效果稳定。

[按语]

1. 常灸在化疗前后应及时干预,才能更有效减轻骨髓抑制、胃肠道反应,从而起到减毒增效的作用。

2. 常灸治疗期间,如果患者病情出现恶化应及时采取综合治疗。

第二十七节　肿瘤术后体质虚弱

对于肿瘤术后体质虚弱,中医理论认为,手术可直接损耗人体正气,使脏腑功能低下,从而引发术后正气虚相关证候,如阳气虚弱,心神失养,肝脾不和。热敏常灸温补阳气、温养心神、温肝和脾,能够显著提升患者精气神,提高患者生活质量,增强患者战胜疾病的信心。

一、临 床 表 现

主要表现为神疲乏力,形寒肢冷,出虚汗,食欲减退,恶心呕吐,食难消化,大便困难或溏薄,腹痛、腹胀,入睡困难、早醒、多梦,情绪低落,头晕头痛,心悸健忘等。

二、常 灸 方 法

按照常灸"十六字诀"进行科学、规范、持之以恒施灸不少于3个月,可在医生指导下自灸、家人灸或使用简易工具灸。

(一) 常灸选穴

大椎、至阳、命门、膏肓、脾俞、胃俞、肝俞、膈俞、大肠俞、中脘、天枢、关元、足三里。

(二) 常灸操作

1. 大椎、命门穴(图 11-27-1)区探感定位,找准热敏穴位,可觉热感沿督脉传导。

2. 至阳穴(图 11-27-1)区探感定位,找准热敏穴位,可觉胸腔舒畅感。

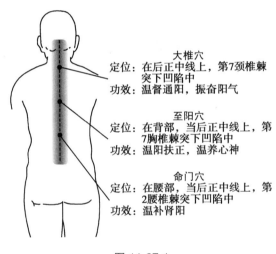

大椎穴
定位:在后正中线上,第7颈椎棘突下凹陷中
功效:温督通阳,振奋阳气

至阳穴
定位:在背部,当后正中线上,第7胸椎棘突下凹陷中
功效:温阳扶正,温养心神

命门穴
定位:在腰部,当后正中线上,第2腰椎棘突下凹陷中
功效:温补肾阳

图 11-27-1

3. 膏肓穴(图 11-27-2)区探感定位,找准热敏穴位,可觉热感沿腋下及上臂传导。

4. 脾俞穴(图 11-27-3)区探感定位,找准热敏穴位,可觉热感透至深部或扩散至腰背部。

5. 胃俞穴(图 11-27-4)区探感定位,找准热敏穴位,可觉热感深透至腹腔或扩散至背腰部。

6. 肝俞、膈俞穴(图 11-27-5)区探感定位,找准热敏穴位,可觉热感深透至腹腔或扩散至背腰部或沿两侧扩散至胸部。

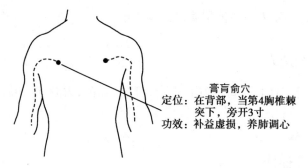

膏肓俞穴
定位：在背部，当第4胸椎棘
突下，旁开3寸
功效：补益虚损，养肺调心

图 11-27-2

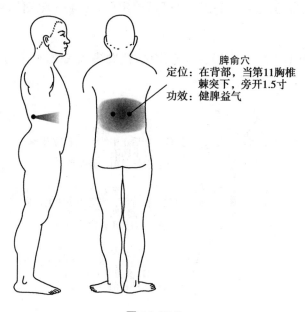

脾俞穴
定位：在背部，当第11胸椎
棘突下，旁开1.5寸
功效：健脾益气

图 11-27-3

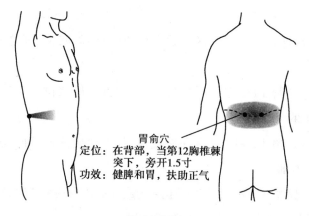

胃俞穴
定位：在背部，当第12胸椎棘
突下，旁开1.5寸
功效：健脾和胃，扶助正气

图 11-27-4

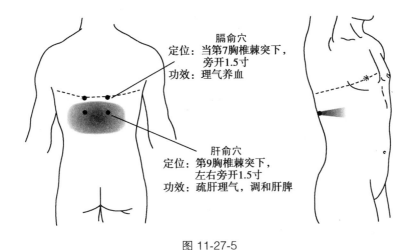

膈俞穴
定位：当第7胸椎棘突下,
旁开1.5寸
功效：理气养血

肝俞穴
定位：第9胸椎棘突下,
左右旁开1.5寸
功效：疏肝理气,调和肝脾

图 11-27-5

7. 大肠俞穴(图 11-27-6)区探感定位,找准热敏穴位,可觉热感深透至腹腔或扩散至腰骶部或向下肢传导。

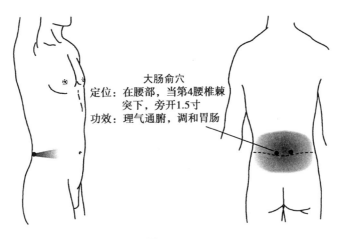

大肠俞穴
定位：在腰部,当第4腰椎棘
突下,旁开1.5寸
功效：理气通腑,调和胃肠

图 11-27-6

8. 中脘、关元穴(图 11-27-7)区探感定位,找准热敏穴位,可觉热感向胸腹腔渗透至背腰部。

9. 天枢穴(图 11-27-8)区探感定位,找准热敏穴位,可觉热感深透至腹腔或沿两侧扩散至腰部。

10. 足三里穴(图 11-27-9)区探感定位,找准热敏穴位,可觉热感深透,或向上或向下沿足阳明胃经传导。

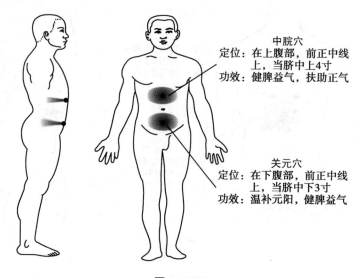

中脘穴
定位：在上腹部，前正中线
　　　上，当脐中上4寸
功效：健脾益气，扶助正气

关元穴
定位：在下腹部，前正中线
　　　上，当脐中下3寸
功效：温补元阳，健脾益气

图 11-27-7

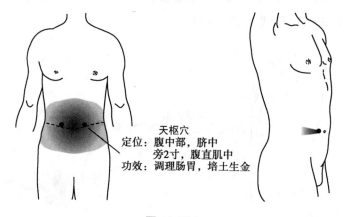

天枢穴
定位：腹中部，脐中
　　　旁2寸，腹直肌中
功效：调理肠胃，培土生金

图 11-27-8

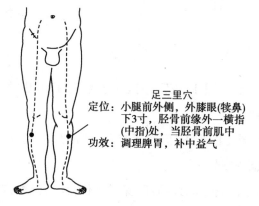

足三里穴
定位：小腿前外侧，外膝眼(犊鼻)
　　　下3寸，胫骨前缘外一横指
　　　(中指)处，当胫骨前肌中
功效：调理脾胃，补中益气

图 11-27-9

（三）常灸疗程

每次选取上述 1~2 组热敏穴位，每次治疗不少于 40 分钟，在穴位热敏灸感消退后不宜继续施灸，平均每周施灸不少于 3 次，坚持艾灸不少于 3 个月。

三、验案举例

案例 1：陈某，男，67 岁。2019 年 4 月渐渐出现进食哽噎，无腹胀、吞咽困难、呕血、黑便等，自行口服药物（具体药名不详），自觉症状稍缓解。2019 年 8 月初患者症状加重，遂就诊于当地医院，行胃镜检查提示：食管贲门癌。活检病理提示：食管下端低分化癌。于 2019 年 9 月在全麻下行 3D 腹腔镜探查、胃癌根治术。患者术后出现反酸，平卧时尤甚，恶心呕吐，腹胀，乏力，怕冷，纳寐差。经口服药物治疗，无明显缓解。

于 2019 年 10 月开始进行艾灸，医生在中脘、关元、天枢、大肠俞等穴区探及热敏穴位。艾灸天枢穴区时，患者感艾热如水柱般渗透至腹腔内，并感艾热渐渐向双下肢内侧传导；艾灸中脘、关元穴区时，患者感胃脘深部热甚，并感艾热沿腹腔内前正中线向上传导至胸腔、直至咽喉部，同时感胃肠蠕动加速；艾灸大肠俞穴区时，患者感整个腹腔热甚，并感艾热渐渐向双下肢传导至双足心。选取以上热敏穴位 1~2 组，每次艾灸 50~60 分钟，每周艾灸 4~6 次。艾灸 1 周后，患者恶心呕吐、腹胀缓解，但仍有反酸，平卧时尤甚。按上法继续艾灸 2 周后，患者恶心呕吐、腹胀明显缓解，反酸次数开始减少，全身乏力好转。艾灸 3 周后，患者恶心呕吐、腹胀基本消除，反酸次数明显减少，精气神不断提升。嘱患者坚定常灸信心，养成常灸习惯，在家使用简易工具继续自灸，坚持 5 个月后，患者反酸、恶心呕吐、腹胀等症状消除，食欲增加，且体力较前明显增强，可一口气爬 8 楼，更耐疲劳，耐风寒，面色微红润，体重增加 2kg。3 个月后随访，患者疗效稳定。

案例 2：应某，女，38 岁，2019 年 6 月在体检中发现左侧甲状腺肿物。至专科进一步系统检查，诊断为乳头状甲状腺癌。于 2019 年 7 月在全麻下行甲状腺根治术。术后患者出现前颈部手术处牵拉感，神疲乏力，易疲劳，畏风怕冷，不能吹空调,食欲减退,寐差,入睡困难,多梦,晨起困倦感,精神焦虑。经口服药物无明显缓解。

于2019年8月开始进行艾灸,医生在大椎、中脘、关元等穴区探及热敏穴位。艾灸大椎穴区时,患者感艾热向四周呈片状扩散,并渐渐向前颈部传导;艾灸中脘、关元穴区时,患者感腹腔深部热甚,并感艾热渐渐沿腹腔内前正中线向上传导至胸腔。选取以上热敏穴位1~2组,每次艾灸50~60分钟,每周艾灸5~6次。艾灸1个月后,患者前颈部手术处牵拉感缓解,睡眠改善,但仍有疲劳感,畏风怕冷。按上法,继续艾灸2个月后,患者前颈部手术处牵拉感消除,神疲乏力好转,睡眠改善,畏风怕冷减轻。艾灸3个月后,患者神疲乏力、睡眠、畏风怕冷均明显改善,精气神显著提升。嘱患者坚定常灸信心,养成常灸习惯,每次艾灸50~60分钟,每周艾灸4~5次,坚持艾灸6个月后,患者神疲乏力、畏风怕冷症状消除,食欲增加,且更耐疲劳,耐风寒,面色红润,纳食可,入睡容易,睡眠质量高,心情舒畅。患者至今仍坚持常灸,疗效稳定。

[按语]

1. 常灸能温阳益气、强身健体,且安全、舒适、无毒副作用,对提升肿瘤患者术后正气、增强免疫力具有独特优势,可作为首选疗法。

2. 常灸治疗期间,如果患者出现病情变化应及时采取综合治疗。

3. 嘱患者戒烟限酒,适度运动,保持心情愉快,定期监测病情变化。

下篇

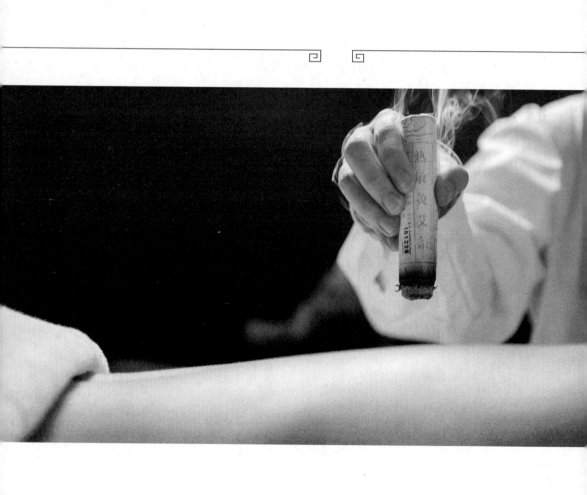

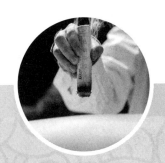

第十二章　常灸在热敏灸小镇的推广应用

第一节　热敏灸小镇建设的初心与结缘

一、热敏灸小镇建设的初心

目前由于生活方式的改变,现代疾病谱发生了很大变化,中医虚证、寒证、湿证、瘀证越来越普遍。热敏灸具有温补阳气、温经散寒、芳香化湿、活血通络的功效,充分调动人体内源性抗病机能,安全、无毒副作用,特别符合现代疾病谱的虚、寒、湿、瘀中医病机特点,在国民强身健体、促进慢病康复、居家养老等方面的优势日益凸显。国家中医药管理局中医"治未病"健康工程试点工作启动以来,中医药系统在治未病理念传播、服务提供、保障措施的探索和服务体系构建等方面都取得了显著成绩。治未病相较于治已病来说,更强调个体的主动性,群众自身应该成为开展治未病工作的主体,尤其是在基层,在乡镇卫生院、村卫生室服务能力有限和中医人才匮乏的情况下,群众自身重视治未病,开展治未病就显得尤为重要。热敏灸在医生的指导下能够通过开展自灸、互灸的方式走进千家万户,掌握在老百姓手中,通过常灸方式能够有效提升百姓健康水平。因此,我们认为中医慢病康复治未病的主阵地应该在千家万户。如果让热敏灸技术集中在一个小镇内落地千家万户,即热敏灸小镇模式,这对于落实国家指示精神,探索一条有中国特色、中医特色的国民健康新路径具有重要意义,这就是当时我们建设热敏灸小镇的初心。

二、太保庄街道结缘热敏灸

2015 年初的一天傍晚,山东潍坊市峡山区太保庄街道党委书记栾贵城像往常一样打开电视,收看中央电视台第四频道的《中华医药》节目——热敏灸:小艾条,治大病。由于深受前列腺肥大、慢性腮腺炎、颈椎腰椎病等疾病的折磨,栾贵城总是格外关注节目中涉及的养生保健方法。节目中陈日新对热敏灸的介绍让栾贵城印象深刻。

热敏灸是由陈日新团队原创的一种悬灸热敏态穴位的新疗法,相关成果的推广应用荣获国家科学技术进步二等奖。栾贵城在坚持热敏灸治疗一段时间后,颈椎病与腰痛治疗好了,多年的腮腺炎治愈了,因前列腺肥大导致的夜尿多症状也消除了。更为惊喜的是,他的动脉粥样硬化斑块和肝脏血管瘤都有所缩小,这让他萌生了在街道推广热敏灸的念头。2016 年 1 月份,栾贵城带领太保庄街道干部组织开展了为期一个月的"大走访、大调研"活动,走访了上万户居民。调查结果显示,全街道户年均医疗支出 870 元,581 户低保户人均医疗支出达到 1 650 元,1 308 户贫困户中因病因残致贫、返贫占比 82%。由于贫困户缺乏健康知识,思想上重治轻防,医疗负担过重,治未病对于百姓健康尤为重要。这次调研结果,更坚定了他推广热敏灸的决心。

第二节　热敏灸小镇建设模式

热敏灸小镇落户太保庄街道,覆盖 80 个行政村、21 000 户、62 000 人,以热敏灸技术推广为抓手,热敏灸团队成员常驻街道,采用村村巡讲、入户指导等不同方式,对当地村民进行热敏灸知识普及,让老百姓爱灸,信灸,用灸,自艾自灸,互艾互灸,坚定常灸出奇效的信心。并建设了镇、村热敏灸体验馆,建立了"四导一指标"的热敏灸走进千家万户的实施方案,以探索一条有中国特色、中医特色的国民健康新途径。

1. **党政主导**　镇党委与镇政府成立推广工作领导小组,党委书记任组长,街办主任任副组长,各村支部书记为第一责任人,各村成立推进办公室,并明确一名村干部专职负责该工作。街道和村委负责组织宣传动员,计生主任转变为健康主任,保证每户三有:艾具、艾条、《热敏灸实用读本》。

2. **专家指导**　江西中医药大学派出附属医院的针灸医生赴热敏灸小镇开展热敏灸科普、指导村民热敏灸,并派出 3 名针灸推拿专业硕士研究生,常驻太保庄街道,定期开设热敏灸大讲堂、热敏灸志愿者培训班,讲解当地常见病、多发病的热敏灸治疗方法,手把手指导村民和热敏灸志愿者使用热敏灸技术。同时,研究生定期下村,巡回在各个村委会指导村民使用热敏灸,针对农村居民不同的身体状况和体质,给予一对一、个性化热敏灸保健调理方案和健康知识讲解。对于行动不便的慢性病人、老人,研究生采取入户形式,把热敏灸送到家,教会其本人或者家属使用热敏灸技术保健、促进慢病康复。每个行政村建立 1 个热敏灸微信交流群,研究生通过实时在线微信方式回答村民提出的健康疑问,提供热敏灸技术指导。

3. **志愿者辅导**　在 80 个行政村中,根据村民的自发志愿,每村配备 5~10 名志愿者下村辅导,宣传灸疗知识和指导热敏灸操作。志愿者既是受益者也是常灸者,通过实施"十百千"推广计划,即重点在十个村,每个村培养十名常灸者,每名常灸者带动十名志愿者,每名志愿者辅导十名村民,形成千家万户使用热敏灸的良好局面。

4. **村干部督导**　落实支部书记第一责任人、村健康主任直接责任,督导志愿者进村宣讲和入户指导,督导常灸者坚持常灸。各村村委建立热敏灸指导服务室,张贴知识版面,配备灸疗用品橱窗。服务室一方面免费为群众提供咨询服务;另一方面负责日常热敏灸科普工作,保障各项工作和活动顺利开展。

5. **健康指标考核**　制定了全民艾灸三年推广计划,列入民生重点工作,纳入各村的科学发展观考核,将热敏灸的使用率、知晓率,医院就诊率、健康状况改善、医药费支出,与村干部考核挂钩,并根据考核结果施予奖惩,从工资、培训等方面有效的约束和激励,从而规范其工作行为,提高工作积极性。

第三节 热敏灸小镇建设成效与体会

一、热敏灸小镇建设成效

以热敏灸小镇常驻居民为研究对象,通过分层整群随机抽样的方法,在村民掌握常灸技术的基础上,采用问卷调查的方式采集居民生命质量相关信息。从 10 个样本村中,抽取符合倾向性评分基线资料均衡的样本 104 例,根据村民实际使用热敏灸的频次,分为观察组(每周使用热敏灸频次≥3 次)52 例和对照组(每周使用热敏灸频次<3 次)52 例,观察施灸 6 个月后常灸对热敏灸小镇居民生命质量的影响。结果表明:

1. 调查对象个人特征描述 本次研究共下发调查问卷 200 份,因意外死亡脱落 2 例、中途退出研究 3 例、资料未填写完整 1 例,回收有效问卷 194 份,有效回收率为 97%(见表 12-1)。194 名干预对象中,男性 60 人,占比 30.9%,女性 134 人,占比 69.1%;民族多为汉族,有 193 人,占比 99.5%,其他民族仅 1 人,占比 0.5%;婚姻以已婚为主,有 169 人,占比 87.1%,其他婚姻状况有 25 人,占比 12.9%;从年龄构成比上看,各个年龄段都有,25 岁≤年龄<35 岁低年龄段 2 人,占比 1.0%,35 岁≤年龄<45 岁中低年龄段 10 人,占比 5.2%,45 岁≤年龄<55 岁中年年龄段 35 人,占比 18.0%,55 岁≤年龄<65 岁中高年龄段 76 人,占比 39.2%,65 岁≤年龄<75 岁以上高年龄组 71 人,占比 36.6%。医疗保险 100% 全覆盖,除新农村合作医疗以外,部分村民还自行购买了商业保险。知识水平方面,初中及初中以上学历 123 人,占比 63.4%,其次是小学及小学以下学历 71 人,占比 36.6%。职业多为农民,有 159 人,占比 82%,其他职业 35 人,占比 18%;仍在就业的居民 118 名,占比 60.8%,离退休或失业、无业的居民 76 人,占比 39.2%。本次调查对象中女性和老龄居民比重偏大,可能与农村主要中青年男性劳动力外出务工有关。

表 12-1 调查对象的人口学特征与分组(总样本 194 人)

类别		例数	占比 /%
性别	男	60	30.9
	女	134	69.1

续表

类别		例数	占比 /%
年龄(岁)	25≤年龄<35	2	1.0
	35≤年龄<45	10	5.2
	45≤年龄<55	35	18.0
	55≤年龄<65	76	39.2
	65≤年龄<75	71	36.6
民族	汉	193	99.5
	其他	1	0.5
婚姻	其他婚况	25	12.9
	已婚	169	87.1
文化水平	初中及初中以上	123	63.4
	小学及小学以下	71	36.6
职业	农民	159	82.0
	其他职业	35	18.0
就业	在业	118	60.8
	离退休或无业	76	39.2

2. 农村居民患慢性病概况　在问卷调查有效的 194 名调查对象中,经统计,共计 116(59.8%)人患有慢性病。其中,102 人(52.6%)单独患有 1 种慢性病,12 人(6.2%)同时患有 2 种以上慢性病,2 人(1%)患有慢性病 3 种以上。本研究慢性疾病的分类依据国际疾病分类第 10 版(ICD-10),排列在前三位的是循环系统疾病(56.2%),肌肉骨骼和结缔组织病(22.3%),代谢性疾病(13.8%),其余是消化道疾病(2.3%)、呼吸系统疾病(1.5%)、泌尿生殖系统疾病(0.8%)及其他疾病(3.1%),见图 12-1。

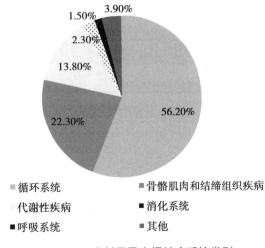

图 12-1　农村居民患慢性病系统类别

3. 倾向得分匹配情况 根据村民实际使用热敏灸的频率,将调查对象分为观察组(使用热敏灸≥3 次／周)124 例和对照组 70 例(使用热敏灸<3 次／周)。表 12-2 显示两组间存在 8 个协变量,统计结果得出,两组样本匹配前在婚姻状态、知识水平、职业类别、就业情况存在不均衡。使用 SPSS22.0 软件的 PSM 功能对观察组案例和对照组案例的基本资料和两组生命质量评分进行匹配,使两组间协变量达到平衡。采用 1∶1 最近邻居匹配法对两组样本进行匹配,匹配容差设置为 0.15,以确保组间匹配获得数据结果的优良性,运行匹配后,双组成功匹配到 52 对调查对象,即观察组 52 例和对照组 52 例。匹配后双组间协变量差异达到均衡($P>0.05$),见表 12-3。

表 12-2 2018 年 1 月两组匹配前各变量差异及 P 值

变量	观察组	对照组	P
人数	124	70	
年龄($\bar{x} \pm s$)	58.35±10.01	57.52±10.34	0.584
性别(女)	69.4%(86)	60.9%(48)	0.961
民族(汉族)	99.30%(124)	98.6%(69)	0.415
婚姻(已婚)	88.7%(110)	84.3%(59)	0.011
文化水平(小学及小学以下)	42.7%(53)	35.7%(25)	0.000
职业(农民)	79.8%(99)	85.7%(60)	0.000
就业(在业)	52.4%(65)	75.7%(53)	0.014

表 12-3 2018 年 1 月两组匹配后各变量差异及 P 值

变量	观察组	对照组	P
人数	52	52	
年龄($\bar{x} \pm s$)	57.63±10.06	57.48±10.32	0.940
性别(女)	73.1%(38)	69.2%(36)	0.665
民族(汉族)	96.2%(50)	98.1%(51)	0.772
婚姻(已婚)	94.2%(49)	92.3%(48)	0.343
文化水平(小学及小学以下)	38.5%(20)	40.4%(21)	0.509
职业(农民)	82.7%(43)	80.8%(42)	0.809
就业(在业)	71.2%(37)	73.1%(38)	0.119

4. 健康状况 EQ-5D 指数得分比较　使用时间权衡法（TTO）积分换算表（中国版）对两组健康状况 EQ-5D 指数得分进行换算，换算后两组热敏灸自我调理前后得分比较，见表 12-4。

表 12-4　健康状况 EQ-5D 指数得分

组别	病例数	调理前	调理后	t 值（组内）	P 值（组内）
观察组	52	0.77 ± 0.12	0.85 ± 0.14	3.13	<0.01
对照组	52	0.77 ± 0.10	0.79 ± 0.12	0.923	>0.05
t 值（组间）		0	2.35		
P 值（组间）		>0.05	<0.05		

观察组自我调理前后健康状况 EQ-5D 指数得分变化，具有显著统计学差异（$P<0.01$）；对照组干预前后比较，差异无统计学意义（$P>0.05$）；组间 EQ-5D 健康指数得分比较，差异具有统计学意义（$P<0.05$）。结果表明，从农村居民生命质量和成本-效用分析方面来评价，经热敏灸自我调理后，观察组健康状况改善程度明显优于对照组。

5. 健康状况积分值变化比较

（1）两组行动能力维度比较：观察组自我调理前后在行动能力方面的变化，无统计学差异（$P>0.05$）；对照组干预前后比较，差异无统计学意义（$P>0.05$）；热敏灸自我调理 6 个月后，组间行动能力维度比较，无统计学差异（$P>0.05$）。说明热敏灸自我调理前后，农村居民在行动能力方面无显著改善，见表 12-5。

表 12-5　维度一　行动能力比较

组别	例数	调理前			调理后			P 值（组内）
		无困难	有些困难	重度困难	无困难	有些困难	重度困难	
观察组	52	69.2% (36)	30.8% (16)	0 (0)	76.9% (40)	23.1% (12)	0 (0)	>0.05
对照组	52	63.5% (33)	36.5% (19)	0 (0)	63.5% (33)	36.5% (19)	0 (0)	>0.05
P 值（组间）		>0.05			>0.05			

（2）两组自我照顾维度比较：观察组自我调理前后自己照顾自己维度变

化,无统计学差异($P>0.05$);对照组自我调理前后比较,差异无统计学意义($P>0.05$);热敏灸自我调理 6 个月后,组间自我照顾维度比较,无统计学差异($P>0.05$)。说明热敏灸自我调理前后,农村居民在自己照顾自己维度方面无明显变化,见表 12-6。

表 12-6　维度二　自己照顾自己比较

组别	例数	调理前			调理后			P 值(组内)
		无困难	有些困难	重度困难	无困难	有些困难	重度困难	
观察组	52	84.6% (44)	15.4% (8)	0 (0)	92.3% (48)	7.7% (4)	0 (0)	>0.05
对照组	52	88.5% (46)	11.5% (6)	0 (0)	90.4% (47)	9.6% (5)	0 (0)	>0.05
P 值(组间)		>0.05			>0.05			

(3) 两组在日常活动维度比较:观察组自我调理前后日常活动维度变化,无统计学差异($P>0.05$);对照组自我调理前后比较,差异无统计学意义($P>0.05$);热敏灸自我调理 6 个月后,组间日常活动维度比较,无统计学差异($P>0.05$)。说明热敏灸自我调理前后,农村居民在日常活动(如工作、学习、干家务、家庭或休闲活动)方面无明显变化,见表 12-7。

表 12-7　维度三　日常活动比较

组别	例数	调理前			调理后			P 值(组内)
		无困难	有些困难	重度困难	无困难	有些困难	重度困难	
观察组	52	71.2% (37)	28.8% (15)	0 (0)	78.8% (41)	21.2% (11)	0 (0)	>0.05
对照组	52	73.1% (38)	26.9% (14)	0 (0)	75.0% (39)	25.0% (13)	0 (0)	>0.05
P 值(组间)		>0.05			>0.05			

(4) 两组在疼痛或不舒服维度比较:观察组自我调理前后疼痛或不舒服维度变化,具有统计学差异($P<0.01$);对照组干预前后比较,具有统计学差

异（$P>0.05$）；热敏灸自我调理 6 个月后，两组组间比较，具有显著性差异（$P<0.01$）。说明经热敏灸自我调理后，观察组农村居民躯体疼痛或不舒服的改善显著优于对照组，见表 12-8。

表 12-8　维度四　疼痛或不舒服比较

组别	例数	调理前			调理后			P 值（组内）
		无困难	有些困难	重度困难	无困难	有些困难	重度困难	
观察组	52	13.5%(7)	82.7%(43)	3.8%(2)	55.8%(29)	40.4%(21)	3.8%(2)	<0.01
对照组	52	3.8%(2)	96.2%(50)	0(0)	15.4%(8)	84.6%(44)	0(0)	>0.05
P 值（组间）		>0.05			<0.01			

（5）两组在焦虑或抑郁维度比较：观察组自我调理前后焦虑或抑郁维度变化，具有显著统计学差异（$P<0.01$）；对照组自我调理前后比较，无统计学差异（$P>0.05$）；热敏灸自我调理 6 个月后，组间焦虑或抑郁维度比较，具有统计学差异（$P<0.05$），说明经热敏灸自我调理后，观察组农村居民在焦虑或抑郁（如心情紧张、不安或对周围事物缺乏兴趣等）的改善明显优于对照组，见表 12-9。

表 12-9　维度五　焦虑或抑郁比较

组别	例数	调理前			调理后			P 值（组内）
		无困难	有些困难	重度困难	无困难	有些困难	重度困难	
观察组	52	51.9%(27)	48.1%(25)	0(0)	86.5%(45)	11.5%(6)	1.9%(1)	<0.01
对照组	52	59.6%(31)	40.4%(21)	0(0)	63.5%(33)	36.5%(19)	0(0)	>0.05
P 值（组间）		>0.05			<0.05			

（6）EQ-VAS 评分变化比较：观察组自我调理前后 EQ-VAS 评分变化，具有统计学差异（$P<0.05$）；对照组自我调理前后比较，差异无统计学意义（$P>0.05$）；热敏灸自我调理 6 个月后，组间 EQ-VAS 评分比较，具有显著统计学差异（$P<0.01$）。说明经热敏灸自我调理后，观察组农村居民对自我健康的

评价高于对照组,见表 12-10。

表 12-10　EQ-VAS 评分比较

组别	例数	调理前	调理后	t 值(组内)	P 值(组内)
观察组	52	77.77±8.70	82.25±7.87	2.75	<0.05
对照组	52	73.83±11.89	75.71±10.52	0.85	>0.05
t 值(组间)		1.93	3.59		
P 值(组间)		>0.05	<0.01		

二、热敏灸小镇建设体会

通过 3 年的热敏灸小镇建设,热敏灸的常灸理念、方法、效果深入人心。因其安全有效、操作简便、无毒副作用、成本低廉等优点,被普通大众广泛接受。当地政府数据显示,热敏灸小镇村民因病返贫的家庭医疗支出降幅达到 46.8%,581 个低保户人均节约 26% 医药费用支出。街道居民常见疾病就诊次数减少 16.71%,人均门诊费用支出减少 18.2%。热敏灸小镇的建设促进了热敏灸技术走进千家万户的推广和应用,对于强身健体、促进慢病康复效果尤为显著,这对于探索有中国特色、中医特色的国民健康新模式具有启发意义。

基于上述热敏灸小镇建设模式的成功,2018 年我们在江西建设了资溪县高阜镇热敏灸小镇。通过 6 个月对村民的常灸技术推广应用,热敏灸知晓率已高达 92%,使用率超过 61%。高阜镇城乡居民医保报销申请次数同比下降 18.7%,贫困户医保报销比例同比下降 22.1%,医疗费用支出 571.35 万元,同比下降 18.2%,其中,慢性病医疗费用支出 45.31 万元,同比下降 10.3%。热敏灸技术的推广,切实减少了当地居民的医疗费用支出,折射出百姓幸福指数的提升。之后又建设了不同特色的热敏灸小镇,如热敏灸小镇建设与健康扶贫相结合,热敏灸小镇建设与振兴乡村经济相结合,热敏灸小镇建设与探索具有中医特色的健康新模式相结合,热敏灸小镇建设与乡村治理相结合,热敏灸小镇建设与健康旅游相结合,热敏灸小镇建设与传播中医文化相结合。这些成效表明热敏灸小镇模式是可复制的,是实施健康中国战略的一个成功探索。

12检